DR. EMILIA VUORISALMI

Super Gefühle

DIE BESTEN TIPPS UND TOOLS, UM DIE GLÜCKSHORMONE IN DIR AUSZULÖSEN

Übersetzung aus dem Finnischen
von Ilse Winkler

lübbe life

Die Übersetzung wurde gefördert von

FILI FINNISH LITERATURE EXCHANGE

Dieser Titel ist auch als E-Book erschienen

Titel der finnischen Originalausgabe:
»Rakkaus haltuun«

Umschlaggestaltung: Uıberlin / Patrizia Di Stefano
Einband-/Umschlagmotiv: © getty-images: Klaus Vedfelt
Satz: two-up, Düsseldorf
Gesetzt aus der Dolly
Druck und Einband: GGP Media GmbH, Pößneck

Printed in Germany
ISBN 978-3-431-07042-2

1 3 5 4 2

Sie finden uns im Internet unter luebbe-life.de
Bitte beachten Sie auch: lesejury.de

Für meine Kinder.
Damit die Welt so voller Liebe wird,
wie ihr zwei es seid.

INHALT

AN DEN LESER UND DIE LESERIN

Mit gebrochenem Herzen stand ich mit meiner Ältesten vor dem Laden, in dem wir immer einkauften. Ich war seelisch so erschöpft, dass ich nicht mehr wusste, in welche Richtung ich musste, um nach Hause zu kommen. In meinem Kopf herrschte Nebel, mein Puls war hoch, und nachts lag ich wach auf dem Boden und wusste vor lauter Rückenschmerzen nicht, ob ich sterben würde, allein mit meinen Qualen.

Die Symptome wurden schlimmer, schließlich steckte man mich in die Magnetröhre der Ambulanz im Universitätskrankenhaus. In der dunklen Röhre, einer metallisch klopfenden Maschine, dachte ich über meine Möglichkeiten und mein Leben nach. Ich spürte, dass ich meinen Traum von der großen Liebe verloren hatte und dass ich traurig, hoffnungslos und verbittert war. Seit einem Jahr schleppte ich mich in schwarzen und grauen Kleidern herum. Ich schämte mich, weil ich keinen Partner hatte, der mich aus dem Krankenhaus abholte. Aber warum?

Die Magnetbilder des Kopfes zeigten nichts Außergewöhnliches, also gab es keinen klaren Grund für meine Symptome.

Das Einzige, was sich in meinem Leben verändert hatte, war mein Beziehungsstatus. Ich hatte die große Liebe verloren. Ich überlegte: Wenn mich der Verlust der Liebe krank gemacht hatte, musste sie mich auch heilen können. Ein

Sprichwort sagt, Liebe ist die stärkste Medizin. Nun, davon brauchte ich jetzt reichlich!

Ich setzte mich wissenschaftlich mit der Liebe auseinander und kam zu dem Schluss, dass die gesundeste Phase der Liebe die Zuneigungsphase ist. In dieser Phase ist die aufreibende Schwärmerei in die entspanntere und heiterere Liebe übergegangen, in der Dopamin, Serotonin und Oxytocin gleichmäßig ausgeschüttet werden. Ich musste also in diesen Zustand gelangen.

Ich war jedoch noch nicht bereit für eine neue Beziehung, also stellte sich die Frage: Wie versetze ich mich auch ohne Partner neurochemisch in den Zustand der Zuneigung?

Ich vertiefte mich in wissenschaftliche Studien und Artikel. Dann arbeitete ich mich durch die ganze Literatur und sprach mit vielen verschiedenen Experten. Das Ergebnis meiner Arbeit war eine Antwort, die ich »Das Rezept für beständige Liebe« nenne. Ich habe dieses Buch geschrieben, weil ich glaube, dass wir die Medizin gegen viele Symptome in uns tragen und jeder lernen kann, sie zu aktivieren und zu nutzen. Dieses Buch will dir zeigen, welche Fragen eine Erkundungsreise in dein Innerstes anstoßen, und dir helfen, deine Liebeshormone beständig und gleichmäßig freizusetzen. Mit dem Rezept für beständige Liebe wird es dir gutgehen, mit oder ohne Beziehung – und du wirst deine Gesundheit schützen, wenn dich das Leben mal wieder durchschüttelt.

Dank dieses Rezepts wurde ich ruhiger und kann nun wieder klar denken, und trotz schlechter Prognosen verschwanden meine Rückenschmerzen, und nachts schlafe ich gut. Für Trauer und Schmerzen bin ich dankbar, denn sie schickten mich auf einen Weg, mit dessen Hilfe ich Sinn und ein Leben voller Kreativität und Gesundheit fand. Ich bin dankbar dafür, dass mir dieser Weg zu einer Gelassenheit und Ruhe verhalf, die ich fürchtete niemals zu erreichen.

Vor allem bin ich dankbar dafür, dass ich das, was ich auf diesem Weg gelernt habe, mit dir teilen darf. Ich hoffe, ich kann dir helfen, dein eigenes Rezept für beständige Liebe zu finden.

Komm mit auf die Reise.

In Liebe, Emilia

LIEBE IST DIE STÄRKSTE MEDIZIN, DOSIERE SIE RICHTIG

»Das Leben kann man nirgends sonst leben als dort, wo Liebe ist.«
Tommy Hellsten

Hast du je vollkommene Liebe erlebt? So eine, in der der aufregende Liebesrausch einer Beziehung in die entspanntere und heiterere Liebe übergegangen ist und du dich sicher, entspannt und voller Hoffnung fühlst? Oder wenn nicht in einer Beziehung, erinnerst du dich an eine Zeit, als alles gut war, du innerlich ruhig warst und spürtest, dass du lebendig und voller Lebenskraft warst? Mit dem Rezept für beständige Liebe kannst du lernen, möglichst langfristig in diesem Zustand zu leben.

DAS SUCHTPOTENZIAL ROMANTISCHER LIEBE

Ich glaube, ich wurde »Liebesärztin«, weil ich gewissermaßen selber süchtig nach romantischer Liebe war. Bis zum Alter von 32 Jahren war ich mit Ausnahme einiger Wochen mein ganzes Erwachsenenleben lang in Beziehungen gewesen und konnte mir mein Dasein ohne Partner nicht vorstellen. Als ich zum ersten Mal längere Zeit allein war, fühlte ich mich, als wäre mein Leben unterbrochen und würde erst weitergehen, wenn ich wieder Liebe finden würde. Warum dachte ich so? Ich glaube, ein Grund dafür ist – neben Romantik und Tradition – die Geschichte meiner Eltern.

Als meine Mutter 28 Jahre alt war, lag sie eines schönen Sommertages auf einem Uferfelsen beim Sommerhaus ihrer Familie. Da sah sie im Sonnenschein einen schönen, muskulösen Mann auf einem weißen Pferd. Einigermaßen überstürzt ließ sie ihr damaliges Leben in der Schweiz hinter sich, zog in ein kaltes Holzhäuschen in Finnland und besuchte die Hauswirtschaftsschule, um als Bauersfrau in dem kleinen Dorf Vehmaa leben zu können. Eineinhalb Jahre nach der ersten Begegnung meiner Eltern kam ich zur Welt, und schon bald waren wir drei Geschwister. Allen Zweifeln zum Trotz sind meine Mutter und mein Vater immer noch zusammen.

In dieser Geschichte stecken so viele Emotionen, dass mein Gehirn sozusagen darauf programmiert wurde, die gleiche große Romanze zu erleben und für die Liebe auf alles andere zu verzichten – und mich für die grenzenlose Liebe zu opfern. Heute verstehe ich, dass die Geschichte Elemente enthält, die mir einige Schwierigkeiten bereitet haben.

Die Psychotherapeutin Maaret Kallio lässt ihre Patienten ihre Lebenslinie zeichnen, auf der die wichtigsten Wendepunkte des Lebens zu sehen sind. Auf meiner Linie geschehen alle Veränderungen dann, wenn ein Mann und die Liebe im Spiel sind. Ich weiß nicht mehr, in welchem Jahr ich mein Medizinstudium abgeschlossen habe, aber ich weiß noch genau, in welchem Kühlschrankfach die Lebensmittel in dem einen Sommer lagen, als ich mächtig verliebt war.

Das Gehirn gewichtet die Dinge stärker, die es für überlebenswichtig hält, und die Geschichte meiner Eltern betonte in meinem Gehirn, dass romantische Liebe wichtig ist. Und wenn jemand, der dermaßen liebessüchtig ist, zum ersten Mal richtigen Herzschmerz empfindet, sinkt er in seinen Entzugserscheinungen sehr tief.

Ich lebte von einer Beziehung zur anderen und verlor dabei die Verbindung zu meiner inneren Stimme. Ich sank bis auf den Grund, und das war der erste richtige Halt zur Selbsterforschung und der Anfang von etwas völlig Neuem.

LIEBESWISSENSCHAFT UND SELBSTERKENNTNIS

Die Liebeswissenschaft basiert auf Forschungsergebnissen aus der Psychologie, Evolutionsbiologie, Neurowissenschaft und Chemie und greift Theorien zu den Faktoren, die hinter dem Verlieben und der Zuneigung stehen, auf. Sie hilft, die Mechanismen von Liebeserfahrungen zu begreifen, und unterstützt uns dabei, uns selbst sogar dann zu verstehen, wenn die romantische Liebe plötzlich endet oder wenn sie gar nicht anzukommen scheint. Die Liebeswissenschaft zeigt auch, dass wir nicht einmal mit den schwierigsten Gefühlen allein sind.

In einer Beziehung kann man die Liebe in drei Stufen einteilen: sexuelle Leidenschaft, romantische Liebe und heitere Zuneigung.

Die sexuelle Leidenschaft ist einer unserer ursprünglichen Triebe, der sexuelle Bindungen herstellt. Die primitiven Bereiche unseres Gehirns scannen genetisch passende Partner und treiben uns an, unseren Genpool mit ihm zu teilen. Andererseits kann Liebe allmählich wachsen, und wir verlieben uns in jemanden, den wir kennen und zu dem wir uns anfangs körperlich nicht hingezogen fühlten.

Die romantische Liebe wirft unsere Welt über den Haufen, berauscht und bezaubert uns bis zur Atemlosigkeit. Auch wenn diese Liebe erwidert wird und alles einzigartig und unglaublich erscheint, handelt es sich einfach nur um chemische Reaktionen im Gehirn. Ohne Chemie keine Liebe, keine Leidenschaft, keine Zuneigung. Wenn wir frisch verliebt sind, sind Dopamin und Noradrenalin, die unser Gehirn überfluten, dafür verantwortlich, dass wir kaum noch schlafen, keinen Hunger verspüren und das Objekt unserer Liebe nicht mehr aus dem Kopf bekommen. Auch das Stresshormon Cortisol wird in der leidenschaftlichen Phase freigesetzt und hilft uns, die höchste Belohnung zu erlangen: das Objekt unserer Liebe.

Zum Entflammen der romantischen Liebe tragen sowohl die Kräfte der Evolution als auch praktische Überlegungen bei: Ist dies die richtige Zeit und der richtige Ort, erfüllt dieser Mensch meine Hoffnungen, und beseitigt gerade er meine Ängste? Das Gehirn analysiert Millionen Einzelheiten unserer Vergangenheit und unserer Erbmasse, die es auf der Festplatte gespeichert hat, und zählt sie zusammen. Weil das ein kompliziertes System ist, ist es fast unmöglich, die Dauer und Intensität der romantischen Liebe vorauszusagen. Die leidenschaftliche romantische Liebe kann schlagartig aufhören oder in ruhigere Zuneigung übergehen. Sicher ist nur, dass es unmöglich ist, dass sich zwei identische Lieben bilden, und das macht die Erfahrung der Liebe so einzigartig.

Der Sinn des Liebesrausches ist es, zwei Menschen zusammenzubringen und den Fortbestand der Erbmasse zu sichern. Die Natur sieht vor, dass das im Durchschnitt alle anderthalb Jahre geschieht. Danach darf die Chemie der Leidenschaft zur gelassenen Zuneigung werden, deren Sinn es ist, das Wohlergehen der Familie zu sichern. In der Zuneigungsphase wird der Dopaminfluss gleichmäßig, und daneben steigt auch die gleichmäßige Abgabe von Serotonin und Oxytocin. Die lodernde Flamme wird zum wärmenden Lagerfeuer. In dieser Phase der Liebe fühlen wir uns entspannt, sicher und voller Hoffnung.

KERN UND HÜLLE DER BESTÄNDIGEN LIEBE

Vor fünf Jahren wachte ich auf und fragte mich, ob ich die gleichmäßige Hormonabgabe aus der Zuneigungsphase und ihre gesundheitsfördernde Wirkung unabhängig davon erzeugen kann, ob ich gerade in einer Beziehung bin oder nicht. Nach Jahren der Arbeit fand ich das Rezept der beständigen Liebe, das ich jetzt mit dir teilen möchte.

Das Rezept der beständigen Liebe besteht aus einem Kern und einer Hülle. Der Kern will, dass du innehältst, um dich kennenzulernen, deine Schutzschichten abzulegen und dein innerstes Ich zu finden. Der Kern führt dich zu deiner eigenen Wahrheit und hilft dir zu erkennen, was deinem Leben Sinn verleiht und wie du es schaffst, deine besonderen und einzigartigen Kraftreserven besser für das Gemeinwohl einzusetzen. Mithilfe dieses Kerns begegnest du deinen Ängsten und räumst die Hindernisse auf deinem neuen Weg beiseite. Er leitet dich nicht nur an, im Kontakt mit dir selbst zu agieren, sondern auch, echten Kontakt mit deiner Umgebung und anderen Menschen zu bekommen. Ein innerlich morscher Baum wächst auch nicht mehr und hat weder Blätter noch Lebenskraft. Genau so schafft ein gesunder Kern die Voraussetzung zum Aufblühen.

Die Hülle wiederum spiegelt die körperliche Tätigkeit, mit der wir das Funktionieren des Kerns unterstützen können. Durch Atemübungen, Ernährung, Bewegung und ausreichendes Innehalten stärken wir den Kern und mehren unsere Lebenskraft. Ohne Hülle zersplittert der Kern, und seine Kraft schwindet.

Wenn es uns seelisch schlecht geht, also der Kern nicht im Gleichgewicht ist, laufen wir Gefahr, zu Suchtmitteln zu greifen und uns ins Unglück zu stürzen. Wir wehren uns nicht, wenn man uns schlecht behandelt, und es fällt uns schwer, gesunde Gewohnheiten wie Bewegung, Ernährung und Innehalten zu pflegen.

Kern und Hülle sind also in ständiger Wechselwirkung und beeinflussen sich im Guten wie im Schlechten.

DAS REZEPT DER LIEBESHORMONE IST IMMER INDIVIDUELL

Im Gehirn gibt es etwa hundert Milliarden Nervenzellen – ungefähr halb so viele wie Sterne in der Milchstraße, die sich über den Nachthimmel wölbt. Die Nervenzellen kommunizieren untereinander durch zahlreiche Botenstoffe und Hormone. Unser Gehirn ist wie eine Meeresströmung, in der sich unzählige Moleküle ständig bewegen. Manchmal ist die Strömung stark und stürmisch, manchmal wird sie ruhiger, aber die Bewegung bricht nie ab.

Die wichtigsten Hormone für das Rezept der beständigen Liebe sind das mitreißende Dopamin, das heitere Serotonin und das verbindende Oxytocin. Diese Hormone nenne ich Liebeshormone. Die Liebeshormone entstehen im Gehirn, im zentralen Nervensystem und im Darm.

Die Liebeshormone beeinflussen unser Leben täglich. Dopamin hält uns in Bewegung, motiviert uns, belohnt uns und zeigt, wie man überlebt. Serotonin lässt uns bei den Menschen in unserer Nähe Sicherheit suchen, unser Leben ordnen und um Anerkennung kämpfen. Oxytocin bindet uns aneinander, es festigt Partnerbeziehungen, Freundschaften und die Bindung zwischen Eltern und Kindern und bewirkt, dass wir auch Unbekannten gegenüber Mitgefühl empfinden.

In welchem Maße brauchen wir also Liebeshormone? Das ist individuell verschieden. Die Unterschiede in der Gewichtung hängen von dem Leben ab, das wir gelebt haben, von der individuellen Erbmasse, der Umgebung, in der wir aufgewachsen sind, und den Erfahrungen, die wir gesammelt haben.

Das Rezept für beständige Liebe basiert auf dem Gedanken, dass wir jedes der drei Hormone aus stetig sprudelnden Quellen erhalten. Mit diesem Rezept leben wir umgeben von Liebe, unabhängig davon, ob wir in einer Beziehung sind. Das Rezept schafft ein gutes Fundament für ein gesundes, ausgeglichenes Leben und federt die Schläge ab, die uns das Leben hin und wieder verpasst.

Das Liebeshormonrezept ist für jeden anders. Manche von uns sind von Natur aus so angelegt, dass sie eher Dopamin brauchen, andere benötigen Serotonin, um in den Zustand der beständigen Liebe zu gelangen. Vereinfacht kann man sich das so vorstellen, dass sich bei unseren Vorfahren diejenigen, bei denen das Dopamin überwog, in den Dschungel vorwagten, um neue Siedlungsgebiete zu finden, oder aufs Meer, um neue Kontinente zu entdecken. Die hingegen, bei denen das Serotonin die Oberhand hatte, blieben lieber zu Hause und kümmerten sich um die Lagerstätte.

Bei mir dominiert eher das Dopamin, so dass ich eher ganz selbstverständlich die Dopaminquellen ausschöpfe, dass ich also eher meine Träume verwirklichen will. Die Pflege der Serotoninquellen schien mir lange Zeit lästig. Heute weiß ich, dass die beständige Pflege der Serotoninquellen der Schlüssel zum Gleichgewicht des Dopamins und die Voraussetzung fürs gesamte Wohlgefühl ist.

Das Modell der beständigen Liebe scheint mir eine natürliche und ganzheitliche Methode, um gesund zu bleiben, denn alles, was auf die Seele wirkt, wirkt auch auf den Körper – und umgekehrt. Deshalb werde ich in diesem Buch die Gesundheit vom Standpunkt der Liebe aus ganzheitlich betrachten und die Sprache der Neurowissenschaft, der Philosophie und der Psychologie verbinden.

GLEICHGEWICHT IST ALLES

Das Zusammenspiel von Gehirn, Seele und Körper basiert auf unzähligen Faktoren. Immerhin sind Gehirn und Körper untrennbar miteinander verbunden. Glück, Wohlbefinden und Liebe unterliegen keinen mystischen Kräften, sondern der Tatsache, dass wir fähig sind zu fühlen, zu denken und zu handeln.

»Spür es und heil es.«

Ich war tief gefallen, und mein Herz war gebrochen. Ich vergoss literweise Tränen und litt jahrelang unter einem Stechen in der Brust. Ganze Nächte durchwachte ich wegen meiner Schmerzen und dachte manchmal, sie würden nie mehr weggehen. Ich verletzte mich oft bei dem Versuch, mich wieder aufzurichten.

Diese Erfahrungen haben mich gelehrt, dass der Schmerz dazu da ist, uns in eine andere Richtung zu lenken, dahin, wo wir hinsollen. Oft sagt der Schmerz auch, dass wir etwas verändern müssen. Der Schmerz kann sagen, dass unser Tun nicht in Einklang ist mit unserer inneren Stimme. Der

Schmerz kann uns sagen, dass unsere Körperhaltung falsch ist, dass wir uns zu wenig bewegen, dass wir zu viel Stress haben, dass wir das Falsche essen oder dass ein Gefühl herausmuss. Wenn wir den Mut finden, die richtigen Schritte in die richtige Richtung zu tun, lässt der Schmerz nach.

Wenn du noch nicht bereit bist, Änderungen vorzunehmen, kann man dich nicht dazu drängen. Wenn das Stresslevel hoch ist, haben wir auch keinen Überblick, denn wir konzentrieren uns aufs Überleben. Deshalb beginnt auch der Schmerz erst nachzulassen, wenn ich innehalte, ihn bewusst wahrnehme und ihm zuhöre: Was will mir der Schmerz sagen?

Der Weg zur beständigen Liebe gestaltet sich für jeden Menschen anders, aber für alle gehören das Innehalten und In-sich-hinein-Horchen dazu, unter anderem die Erforschung der eigenen Ängste und Werte. Stressbewältigung und -vermeidung sind ebenfalls wichtig für das Rezept für beständige Liebe, denn auf lange Sicht vernichtet Stress die Liebeshormone, bis wir den Wald vor lauter Bäumen nicht mehr sehen. Wenn es uns gelingt, die Last des Alltags abzubauen, befreien wir die Energie, die wir für etwas Neues brauchen, und können wieder in größeren Zusammenhängen denken.

Unser Gehirn ist plastisch, das heißt, es verändert sich, solange wir leben. Wir können es darauf trainieren, die gesundheitsfördernden Dinge wahrzunehmen. Sobald wir es schaffen, negative Gedanken durch positive zu ersetzen, beruhigen wir das Stresssystem und können unsere Ressourcen dafür nutzen, zu wachsen und gesund zu bleiben.

DAS REZEPT FÜR BESTÄNDIGE LIEBE

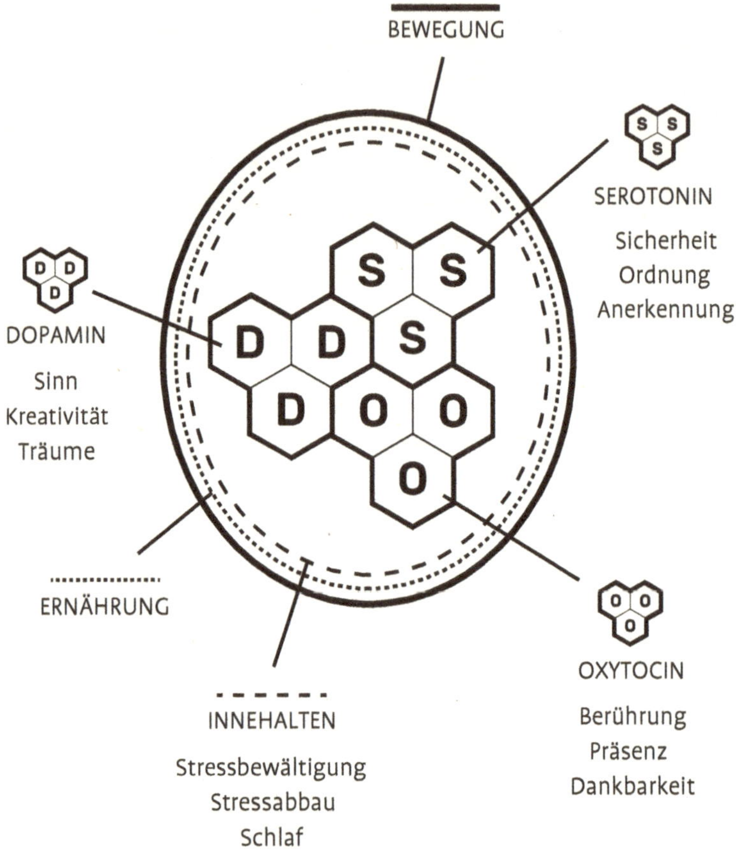

Zur Entwicklung deines individuellen Rezepts für beständige Liebe beginnen wir mit der Stärkung deines Kerns. Dafür halten wir an neun Stationen an. Dann befassen wir uns mit den Mitteln, die deinem Kern eine starke, aber flexible Hülle erschaffen.

Der Kern und die Hülle der beständigen Liebe arbeiten genauso zusammen wie das Gehirn, die Seele und der Körper. Mit unseren täglichen Gedanken und Tätigkeiten können wir alle drei beeinflussen und in kleinen Schritten viel verändern.

Dein individuelles Liebesrezept entsteht nicht über Nacht. Ich hoffe, du liest dieses Buch konzentriert und in Ruhe und denkst ernsthaft über die Fragen nach. Und weil nichts so beständig ist wie der Wandel, solltest du auch in Zukunft immer wieder zu den Fragen zurückkehren und überlegen, wie sich deine Antworten im Lauf deines Wachstums verändert haben.

Beständige Dopaminquellen

»Wir fordern immer mehr als das,
was wir tatsächlich brauchen.«

In meiner Jugend war ich eine anständige Einserschülerin. Trotzdem trampte ich bei jeder Gelegenheit, und als Achtzehnjährige lief ich nachts mit einem Pfefferspray in der Tasche durch einen argentinischen Slum. Dank Dopamin war ich in jungen Jahren auch eine erfolgreiche Sportlerin, denn ich mochte den Wettkampf. Der Wunsch nach Spannung und Leistung ist typisch für dopamingesteuerte Menschen. Das Dopamin brachte mich auch dazu, untypische Entscheidungen zu treffen, denn ich war risikobereit und wollte, wann immer es möglich war, Grenzen ausloten.

Dopamin ist das Molekül des Willens. Es treibt uns an, vom Sofa aufzustehen. Es ist der Schlüssel zum Interesse an etwas Neuem, zur Konzentration, zum Lernen und zum Verwirklichen unserer Träume. Dank Dopamin merken wir, dass wir lebendig sind!

Dopamin beflügelt uns, neue Wege zu beschreiten, und wenn wir am Ziel sind, wird das Gehirn mit Opioiden überschwemmt. Je härter wir fürs Ziel gekämpft haben, desto besser fühlen wir uns. Weil aber das Dopaminsystem stärker ist als das Opioidsystem, wollen wir immer mehr.

Wenn du dich an das Gefühl erinnerst, das du hattest, als du zum Vorstellungsgespräch für deinen Traumjob eingeladen wurdest oder als du dich im Sport gerade selbst übertrafst, weißt du, wie sich ein Dopaminschub anfühlt: Man ist energiegeladen und motiviert und merkt, dass man lebendig ist. Wenn du erfährst, dass du den Job bekommst, oder beim Halbmarathon ins Ziel läufst, überfluten dich außer dem Dopamin noch die Opioide und Endorphine, die dein Organismus erzeugt. Dann fühlst du dich euphorisch, so als schwebtest du im Wohlsein.

Einige Tage nach dem Wettlauf fühlen wir uns trotzdem wieder normal, vielleicht sogar leer, und wir brauchen ein neues Ziel, auf das wir hinarbeiten können. Falls dein Traum vom Job auf einem bestimmten Gehalt oder Status beruht, kann es also sein, dass sich die Leere überraschend schnell einstellt, sobald du dein Ziel erreicht hast. Eine sinnvolle Arbeit hingegen, bei der du spürst, dass sie deinen Werten entspricht, bewirkt einen konstanten Dopaminfluss.

Wenn dir eine Sache wichtig erscheint, hörst du gewissermaßen die Stimme des Dopamins. Das auf Dopamin beruhende Belohnungssystem des Gehirns schaltet unsere Motivation ein, leitet uns an, Pläne zu schmieden und uns auf die Belohnung zu konzentrieren, die uns erwartet. Für jemanden, der leidenschaftlich verliebt ist, ist es die größtmögliche Belohnung, wiedergeliebt zu werden. In schwer verliebten Menschen entfacht das Dopamin Euphorie, Überoptimismus, sogar Manie – den Drang, um der Liebe willen bis ans Ende der Welt zu gehen.

Das Dopaminsystem setzt dann Energie in uns frei, wenn sich die Möglichkeit auftut, ein Grundbedürfnis zu befriedigen. Die Jäger und Sammler sicherten sich ihre Nahrung, indem sie langsam und suchend durch die Natur streiften, bis ihnen etwas Interessantes auffiel. Das Dopamin sagte ihnen, wann es sich lohnte, hinterherzulaufen und wertvolle Energie zu verbrauchen. Der heutige Mensch braucht seine nächste Mahlzeit nicht durch Abscannen der Umgebung zu suchen, aber wir entscheiden laufend, wofür es sich lohnt, sich anzustrengen. Die durch zahlreiche Wiederholungen und ständiges Lernen entstandenen Dopaminbahnen steuern diese Entscheidungen.

Aktiviert man das Dopaminsystem mit schnellen Quellen des Wohlgefühls wie Drogen, sozialen Medien, Essen, Shoppen oder Sex, entscheidet sich das Gehirn schon bald für die rasche Befriedigung statt für die langsamere. Das Dopaminsystem hat weder Moral noch Rückgrat, deshalb brauchen wir beständige Dopaminquellen. Sie helfen uns, das Dopaminsystem zu zügeln und zu disziplinieren.

Viele beliebte Drogen beruhen auf der Freisetzung von Liebessubstanzen. Wenn wir unsere »Lieblingsdroge« finden, setzt sie die Menge Botenstoffe frei, die wir uns wünschen. Sich so in den Zustand der Liebe zu versetzen ist jedoch gefährlich und hält nicht lang an, denn nach dem raschen Anstieg ist der Abstieg hart. Auf der Rezeptorenseite gewöhnt sich das Gehirn ebenfalls an den künstlichen Anstieg, und wir brauchen mehr und mehr Stoff, um uns wohlzufühlen.

Das gilt auch für Sex. Viele übertünchen ihren Schmerz und ihre Leere mit One-Night-Stands, und am Anfang können Sex und Nähe auch tatsächlich Erleichterung bringen. Wenn aber der häufige Partnerwechsel zur Gewohnheit wird, stumpft der Organismus ab, und man fühlt nichts mehr. Deshalb ist es wichtig, beständige Dopaminquellen zu finden, die der Gesundheit förderlich sind.

Um beständige Dopaminquellen zu finden, muss man

innehalten und in sich hineinhorchen. Am wichtigsten ist es, ehrlich zu sein und sich zu fragen: Wer bin ich, was will ich und warum? Was stiftet meinem Leben Sinn, und wovon träume ich wirklich? Sind meine Träume im Einklang mit meinen Werten? Wie kann ich meine Kreativität nutzen, um meine Träume zu verwirklichen, und wie tragen meine Träume schließlich zum Gemeinwohl bei?

Beim Rezept für beständige Liebe halten wir an, um drei grundlegende Dopaminquellen zu betrachten und zu sehen, wie du im Alltag damit umgehst. Die beständigen Dopaminquellen sind Sinn, Kreativität und Träume.

1. SINN

»Deine Superkräfte eröffnen dir
den Sinn des Lebens.«

Was gibt dem Leben Sinn? Diese Frage türmt sich auf wie ein riesiger Berg, aber genauer betrachtet beginnt auch ein Berg im Tal. Am wichtigsten ist es aufzubrechen, um zu erkennen, aus welchen Zutaten du ein sinnvolles Leben gestalten und wie du einen gleichmäßigen Dopaminfluss ermöglichen kannst.

Um einen sinnvollen Alltag zu schaffen, musst du auf deine innere Stimme hören und manchmal auch den Mut aufbringen, von der Norm abzuweichen. Ich glaube, dass Körper und Seele versuchen, uns auf unseren eigenen Weg des Sinns zu schicken, indem sie uns das zeigen, was unser Herz vor Freude pochen und uns fühlen lässt, dass wir lebendig sind. Auf diese Botschaften sollten wir hören.

Ich glaube, dass wir dann etwas Großes und Bedeutendes erreicht haben, wenn wir spüren, dass wir unser ganzes Potenzial nutzen und den Menschen um uns herum helfen können. Jeder Schritt in diese Richtung verleiht uns das Gefühl von Bedeutung. Meine eigene Arbeit bekam erst Sinn, als ich den Mut und das Selbstvertrauen fand, Dinge zu tun, die ich mochte und die ich als wirklich wichtig ansah. Ich nahm weniger Patienten an, um mich besser auf die verbleibenden konzentrieren zu können, und fasste Mut, auch außerhalb der Praxis zu arbeiten.

Worauf würdest du dich konzentrieren, wenn finanzielle Mittel oder die Meinung anderer keine Rolle spielen würden?

Der Schlüssel zur Antwort steckt in deinen Werten. Werte sind die Dinge, die für uns bedeutend und wichtig sind. Sie sind die Bausteine, die das Fundament schaffen für nachhaltige Entscheidungen, für Aktion und Motivation. Werte sind keine Träume oder Ziele, sondern ein Teil unserer Taten und Entscheidungen. Wir setzen unsere Werte hier und jetzt um.

Werte sind individuell und persönlich. Es können Gesundheit, Gleichberechtigung, Individualität, Freiheit, Gerechtigkeit und Toleranz sein. In meiner finnischen Heimat gelten laut Studien oft Familie, Arbeit und Natur als besonders wichtig.

Werte an und für sich sind weder richtig noch falsch. Wichtig ist, dass es eigene, nicht von anderen vorgegebene sind. So muss nicht jeder seine Familie lieben oder sich gern in der Natur bewegen, andererseits muss auf der Werteskala auch Arbeit nicht ganz oben stehen. Sobald du deine eigenen Werte erkennst, fällt es dir leichter, deine Ziele daran auszurichten. Wir müssen solche Dinge in unseren Alltag integrieren, die uns zu unseren Zielen führen. Dann hält jeder Tag eine beständige Dopaminquelle für uns bereit.

Um ein sinnvolles Leben aufzubauen, braucht man manchmal Mut, denn der eigene Weg ist nicht immer klar beschildert, aber wenn man den Mut und dadurch den Sinn findet, entsteht eine beständige Dopaminquelle.

Meiner Meinung nach ist Mut die Mutter aller Werte, denn ohne Mut ist es oft schwer, wenn nicht unmöglich, sein Leben anhand eigener Werte zu gestalten.

Als ich meine eigenen Werte durchging, zeigte sich, dass mir neben Liebe und Familie gerade Freiheit und Mut wichtig sind. Ich finde es besonders wichtig, dass jedes Individuum die Freiheit hat, sich auf seine gewünschte Weise zu verwirklichen. Außerdem möchte ich Mut machen, damit sich einzelne Menschen und ganze Gesellschaften befreien. Und ich stellte fest, dass ich, als ich diese Werte beständig in meine Tätigkeiten integrierte, eine große Veränderung bewirkte.

»Den Rausch des Augenblicks und beständige Schönheit ins Gleichgewicht bringen.«

Sobald sich ein Mensch findet und erkennt, kann er sein bestmögliches Ich anstreben und dazu beitragen, dass auch andere ein gutes Leben haben. Wie schon die Philosophen im alten Griechenland feststellten, ist tiefes Glück eine Nebenerscheinung der Lebensgewohnheiten, die auf Sinn beruhen und auf solchen Werten, deren Verwirklichung anderen keinen Schaden zufügt, sondern die sogar anderen Menschen hilft.

Die Philosophen der Antike nannten ein Glück, das aus Sinn erwächst, Eudämonie, also Erblühen oder gut gelebtes Leben. Quellen kurzzeitigen Vergnügens nennt man hedonistisch.

Wer gern hedonistischem Wohlgefühl nachjagt, sammelt oft äußere Zeichen des Erfolgs: Statussymbole, Macht und Reichtum. Dieser Lebensstil führt zu der Notwendigkeit, von allem immer mehr zu sammeln – trotzdem ist es nie genug. Hedonistische Quellen setzen für kurze Zeit Liebeshormone frei, aber weil der Impuls nicht beständig ist, ist der Tank bald leer, und wir brauchen einen neuen Schub. Der Wunsch nach ununterbrochenem Genuss kann dazu führen, dass alles leer und sinnlos erscheint, was wiederum Angst und Erschöpfung zur Folge hat.

Das Fundament eines glücklichen Lebens baut auf Eudämonie auf, die ergänzt wird von Momenten hedonistischen

Genusses. Stellt man sich das Leben wie eine Mahlzeit vor, ist Eudämonie der nahrhafte Hauptgang und Hedonismus der ergänzende Nachtisch und das Gebäck, das man am Nachmittag zum Kaffee genießt.

Das Rezept für beständige Liebe führt dich zu den Quellen der Eudämonie und hilft dir, den hedonistischen Genüssen ihren Platz auf der Kaffeetafel zuzuweisen, wo sie hingehören.

WO FINDET MAN SINN?

Als Kind hatte ich eine besondere Beziehung zu meiner Großmutter. Als Älteste durfte ich oft bei ihr im Bett schlafen, und sie erzählte mir bis spät in die Nacht Geschichten, von Shakespeare-Klassikern bis zu Hollywooddrehbüchern. Auch wenn viele Kindheitserinnerungen nur noch ungenau sind, haben sich mir diese zahlreichen Geschichten tief ins Unterbewusstsein eingeprägt.

Meine Großmutter arbeitete als Zahnärztin, war aber auch kunstbegeistert. Sie schrieb Theaterstücke und Gedichte, sang wie eine Opernsängerin und fand überall Schönheit. Schon früh fuhr ich mit dem Bus aus Vehmaa zu ihr nach Helsinki, und manchmal sahen wir am gleichen Tag im Theater *Macbeth* und im Kino *Vom Winde verweht*. Meine Großmutter liebte die Lebensgeschichten berühmter Schauspieler und erzählte sie mir mit großer Begeisterung. Sie ließ mich glauben, dass im Leben alles möglich ist.

Meine Großmutter starb, als ich zwölf war. Ich kam in die nächste Entwicklungsphase, aber von ihrem Einfluss hatte mein Gehirn eine Riesenmenge gespeichert. Erst jetzt, da ich dieses Buch schreibe, verstehe ich, was für eine immense Bedeutung meine Großmutter für meine Träume und meine heutige Persönlichkeit hat. Es ist also kein bloßer Zufall, dass ich Ärztin geworden bin und schreibe oder dass ich in Hollywood gewohnt und sogar gespielt habe.

Trotzdem dauerte es lange, bis ich verstand, dass ich von den Normen und auch den Erwartungen an einen Doktortitel abweichen musste, dass ich Dinge anders machen musste, als man sie »immer gemacht hat«, um ein sinnvolles Leben zu führen.

Um sich den Werten und dem Sinn des Lebens bewusst zuzuwenden, braucht man oft ein seelisches Erdbeben, denn erst das zwingt uns, stehen zu bleiben und ernsthaft übers Leben nachzudenken. Deshalb sind eine Trennung oder eine Kündigung oder sogar eine Virusepidemie, die den Alltag zum Stillstand bringt, eine Wachstumschance.

Doch kann man sich über Werte und Sinn auch ohne Krisen klar werden. Du kannst die Antworten suchen, indem du dich fragst: Wo stehe ich? Wo will ich hin? Wie gestalte ich heute meinen Weg im Einklang mit meinen Zielen?

Deine Reise zu einem sinnvollen Leben und zum gleichmäßigen Dopaminfluss beginnt hier.

EIN SINNVOLLES LEBEN VERHINDERT ABHÄNGIGKEIT

»Alles, was Spaß macht, ist entweder verboten, macht dick oder ist moralisch verwerflich.«

An dem Gedanken ist etwas dran, denn jedes leichte und schnelle Vergnügen hat unerwünschte Nebenwirkungen. Essen schmeckt gut, weil wir uns für die Nahrungsbeschaffung anstrengen müssen. Sex ist gut, weil er uns motiviert, einen Partner zu suchen, mit dem wir uns paaren, um die Art zu erhalten. Trotzdem hat sich die Menschheit nicht dahingehend entwickelt, ständig schnelle Genugtuung im Essen und im Sex zu finden.

Neben Essen und Sex kann sich das Bestreben nach beständigem Wohlbefinden auch auf zu viel Arbeit, Sport, Drogenkonsum, Spieltrieb oder exzessiven Konsum sozialer Medien verlegen. Wir können versuchen, durch verschiedene Denkmodelle einen Ausweg aus schwierigen Situationen zu finden, indem wir Wut und Hass forcieren, uns Anerkennung holen, fliehen oder Spannung suchen. Hass beispielsweise setzt Dopamin und Adrenalin frei, die wach machen, Kraft geben und ein kurzzeitiges Hochgefühl auslösen.

Wenn man auf einem Pfad oft genug geht, wird daraus eine breite, ebene Straße. Dasselbe geschieht im Dopaminsystem, und bald entscheidet sich das Gehirn dafür, einfach das Wohlgefühl aus der schnellen Quelle zu schöpfen, um eine Bedrückung loszuwerden. Damit bekommt man sofortige Befriedigung oder eine Fluchtmöglichkeit, aber die Nebenwirkungen häufen sich. Bald braucht man für die gleiche Wirkung eine größere Dosis. Irgendwann wirkt sich die Abhängigkeit auf den Alltag und die menschlichen Beziehungen aus. Das Kind bekommt keine Aufmerksamkeit, wenn die Eltern durchs Netz surfen. Der Partner oder die Partnerin und die Freunde werden vernachlässigt, wenn man bis spätnachts arbeitet. Eine fortgeschrittene Abhängigkeit schafft Gefühle von Scham, Schuld und Schwäche.

Man kann auch von Gefühlsreaktionen abhängig sein, die leicht Dopamin und energiespendende Stresshormone freisetzen. Hass und Wut können einen Menschen dazu treiben, zerstörerisch zu werden. Das Verhalten eines Süchtigen produziert also sowohl Glücksgefühle als auch Unwohlsein – das ist in etwa so, als würde man beim Autofahren gleichzeitig Gas geben und bremsen.

Es hängt von der Quelle des Wohlgefühls, der Beschaffenheit der Umgebung und der Persönlichkeit, dem Genotyp und der Geschichte eines Menschen ab, wie sich seine Sucht entwickelt. Theoretisch ließe sich der Teufelskreis der Sucht durch Fingerschnippen durchbrechen, wenn man es nur schaffen würde, der Versuchung zu widerstehen und »etwas zu tun«, wenn die Stresshormone Aufmerksamkeit fordern und die Sirenen der schnellen Entspannung so schön singen. Das ist jedoch sehr viel leichter gesagt als getan, denn Bedrängnis und Unruhe führen uns zur gewohnten Linderung, die unser Befinden für einen Moment beruhigt.

Wir können trotzdem lernen, nichts zu tun, wenn sich Gefühle von Bedrückung und Leere einstellen. Das Warten gibt dem Gehirn die Gelegenheit, ein alternatives Verhaltensmuster zu aktivieren, einen anderen Weg zu suchen. Es ist leichter, eine Situation abzustellen, wenn ein alternatives Modell bereitsteht. Dafür müssen wir bewusste Änderungen vornehmen, gleichzeitig gelassen und aktiv sein: Wir müssen stehen bleiben, uns umsehen und neue Verhaltensweisen schaffen.

Statt die fünfte Tasse Kaffee zu trinken, eine Tafel Schokolade zu verschlingen oder durch Instagram zu scrollen, kannst du eine kleine Pause einlegen und überlegen, ob du etwas anderes tun könntest, etwas, was dir Energie gibt, statt sie zu verbrauchen. Wie wäre es mit einem Spaziergang in der Natur, damit, die eigenen Gedanken aufzuschreiben oder zu zeichnen oder einen guten Freund anzurufen?

Die Formbarkeit des Gehirns bietet uns alle Möglichkeiten, unser Verhalten zu ändern. Neuroplastizität bedeutet Flexibilität unseres Nervensystems, die es ermöglicht, Neues zu lernen.

Wenn wir etwas regelmäßig tun, laufen die Dinge leichter und irgendwann wie von selbst. Die Verbindungen und Nervenbahnen, die wir unterhalten und benutzen, werden stärker. So entsteht aus dem schmalsten Pfad schließlich eine gerade Straße, für die sich unser Gehirn leichter entscheidet.

Die Neuroplastizität ermöglicht es, Neues zu lernen, aber auch, Altes zu verlernen. Es ist wichtig, mithilfe von Gedanken und Handlungen neue Nervenbahnen zu schaffen, die schließlich die alten ersetzen. Du selbst kannst also deinem Dopaminsystem neue, auf dich zugeschnittene, gesundheitsfördernde Pfade anlegen.

EIN SINNVOLLES LEBEN SETZT EHRLICHKEIT VORAUS

Ein Universalrezept für Bedeutung gibt es nicht.

Als Kinder verwirklichen wir unsere Träume spielend, ohne Zensur oder Filter. Ich ermuntere Menschen oft zu überlegen, was sie als Kinder getan haben. Als ich mein eigenes Leben Schicht um Schicht wie eine Zwiebel schälte, bis ich in der Kindheit ankam, fand ich das Modell, nach dem ich arbeiten wollte. Diese Selbsterforschung zeigte mir, was meine persönlichen Superkräfte sind und wie ich sie fürs Allgemeinwohl einsetzen kann. Ich glaube, dass Mut, Kreativität und die Fähigkeit, andere zu inspirieren, die Stärken sind, die ich heute bei meiner Arbeit einsetzen kann und mithilfe derer ich positiv auf meine Umgebung wirke.

Die Gesundheitsförderung liegt mir sehr am Herzen, und ich möchte meinen Patienten und anderen Menschen möglichst ganzheitlich begegnen. Meine Patienten und ich überlegen gemeinsam, wo ihre Stärken sind, welches die größte Veränderung ist, die vorgenommen werden muss, und was in der jeweiligen Situation getan werden kann. Aus einer großen Palette wählen wir die Möglichkeiten, bei denen man ansetzen kann. Für das ganzheitliche Wohlbefinden ist es wichtig, dass Ärzte verschiedener Fachrichtungen im Team sind und verschiedene unterstützende Maßnahmen durchgeführt werden.

Ich arbeite nach einem Modell, das mir Zeit lässt für meine Familie. Ich halte Vorträge, darf an verschiedenen kreativen Projekten arbeiten und treibe auch noch Sport. Ich habe Zeit für die Dinge, die mir wichtig sind – die ich schon als Kind gern gemacht habe.

Als ich über das Rezept für beständige Liebe nachdachte, verstand und akzeptierte ich auch die Widersprüche, die der Sinn mit sich bringt. Früher kämpfte ich damit, dass ein großer Teil von mir Mutter und Ehefrau sein wollte, dass ich aber andererseits tief im Inneren darauf brannte, etwas zu tun, was andere beeinflusst und größere Spuren hinterlässt. Inzwischen halte ich das nicht mehr für einen Widerspruch, sondern für eine Chance.

Manchmal belastet mich der Alltag, aber ich empfinde innere Ruhe, weil ich mutig die nötigen Veränderungen in meinem Leben vorgenommen habe. Ich halte meine Arbeit jetzt für sinnvoll. Es ist mir auch klarer als früher, dass wir allein nicht gesund sein können, sondern dass wir einander brauchen.

Ich möchte andere Menschen auf ihrem Weg der Genesung inspirieren und ermutigen. Auch ich möchte mutige Entscheidungen treffen, um mich möglichst vielfältig zu verwirklichen. Menschen danken mir oft dafür, dass ich sie angespornt und ihnen einen Weg vorgelebt habe. Das wiederum spornt mich an.

Am wichtigsten ist, dass du ehrlich zu dir bist. Ehrlichkeit fordert oft den Mut, von der Norm abzuweichen. Wenn du Dinge findest, die dir wirklich wichtig sind, und beginnst, sie im Alltag zu verwirklichen, trägst du auch wie selbstverständlich zum Gemeinwohl bei. Der erste Schritt ins Unbekannte macht oft Angst, aber wenn du den Mut findest, ihn zu tun, wird Dopamin freigesetzt, und die Reise läuft wie von selbst. Die Kraft der Sinnhaftigkeit hilft dir, Stürmen zu trotzen, und bringt dich ans Ziel. Und was das Beste ist: Durch den Sinn ist schon der Weg eine Belohnung.

AUFGABE: DOPAMIN UND BEDEUTUNG

Überlege dir Antworten auf die folgenden Fragen.
Wenn du willst, schreibe sie auf.

1. Was ist dir wichtig?

2. Wie äußert sich das, was dir wichtig ist, in deinem Alltag?

3. Was kannst du Sinnvolles tun, das in deinem Umkreis zum Allgemeinwohl beiträgt?

2. KREATIVITÄT

Schenke deiner Kreativität Raum, und finde dich selbst

»Ein leerer Raum ist voller Energie und Information.«
Heikki Peltola

Kreativität ist eine der beständigsten Dopaminquellen. Dafür braucht man Raum, Freiheit und Mut. Vor allem die Entdeckung der eigenen Kreativität braucht einen Moment der Stille.

Funktionierst du tagsüber wie ein Automat? Schaltet sich dein Autopilot gleich am Morgen ein? Wenn wir alles so machen, wie wir es immer gemacht haben, funktionieren wir wie Automaten. Wir nehmen denselben Weg zur Arbeit und zurück, greifen im Supermarkt immer nach den gleichen, gewohnten Lebensmitteln. Wir versinken in der Routine, ein Tag ist wie der andere.

Die Nervenzellen schaffen ununterbrochen Verbindungen zwischen Gefühlen, Tätigkeiten und Erinnerungen. Dein Gehirn verarbeitet und speichert Informationen auf der Basis, ob dir die Information wichtig erscheint. Das geschieht hauptsächlich im Unterbewusstsein, was vom Standpunkt des Energieverbrauchs im Gehirn eine feine Sache ist. Wenn du etwas verändern und etwas Neues schaffen willst, musst du den Autopiloten für einen Moment ausschalten.

Den Autopiloten kann man schon mit etwas Einfachem

ausknipsen, vielleicht einem anderen Weg zur Arbeit oder einem neuen Rezept, das man kocht. Wenn man etwas verändert und merkt, dass es gut ist, ist es leichter, auch noch etwas anderes zu verändern.

Für größere Veränderungen muss man weiter ausholen. Dafür sollte man etwa im Urlaub mal für einen Augenblick innehalten und aufschreiben, was man in seinem Leben verändern möchte.

Eine Kündigung, eine Scheidung oder ein Umzug sind anstrengende Lebensphasen, aber sie bieten oft die Möglichkeit, weitere Veränderungen vorzunehmen. Sobald der Sturm vorbei ist, denken viele, dass zum Beispiel die Kündigung insofern gut war, als sie Platz schuf, um eine neue, sinnvollere Richtung zu finden.

Die Coronaviruspandemie – so schlimm sie ist – hat vielen von uns die Gelegenheit gegeben innezuhalten. Der Halt war abrupt und hart, und es dauert natürlich seine Zeit, bis man sich davon erholt. Wenn man seelisch oder physisch leidet, kann es schwer sein, sich zu konzentrieren und kreativ zu denken. Ich kenne das aus eigener Erfahrung. Aber andererseits ist der Zwang oft die beste Muse, und mithilfe von Kreativität können wir etwas Neues anfangen. Schließlich ist jede Veränderung eine Wachstumschance.

Wenn du den Autopiloten ausschaltest, aktivierst du deine Kreativität und legst eine beständige Dopaminquelle frei. Daraus entstehen Begeisterung und Motivation, und du fühlst dich angetrieben, zu planen und deinen Blick auf Neues und Zukünftiges zu richten.

DIE KREATIVITÄT IN DIR

»Kreativität ist Intelligenz, die Spaß hat.«
Albert Einstein

Kreativität setzt Dopamin frei. Sie ist kein Luxus, der Künstlern vorbehalten ist, sondern ein Grundrecht aller und eine Unterstützung der Gesundheit. Wenn man sich die Entwicklung des Menschen ansieht, war kreatives Denken ein wichtiger Faktor für die ganze Spezies. Höchstwahrscheinlich haben Gruppen mithilfe von Kreativität funktioniert, und Kreativität hat auch den Einzelnen im Wettbewerb der Fortpflanzung zum Erfolg geführt. Kreativität hat es dem Menschen ermöglicht, seine Umgebung zu beeinflussen, und hat ihn Sinn erfahren lassen, ausgehend von dem Gefühl, dass wir ein Teil von etwas Größerem sind als wir selbst.

Die Kreativität des Menschen äußert sich in Geschichten, Kunst, Ritualen, Glauben, Humor, Theorien, Problemlösungen und technischen Innovationen. Ohne kreatives Denken wären die ersten Werkzeuge nicht erfunden und der Mond nicht erobert worden. Schon vor tausenden Jahren nutzte der Mensch seine Kreativität, um Kunst zu schaffen: Sein Werkzeug war reicher verziert und symmetrischer, als es für seinen Verwendungszweck nötig gewesen wäre.

Kreativität hat es dem Menschen möglich gemacht zu erforschen, was schon da ist, und sich vor allem mithilfe der Phantasie vorzustellen, was noch sein könnte. Hinter der Kreativität steht die Fähigkeit des Gehirns, sich anzupassen.

Kreativität ist keinem bestimmten Gehirnareal zugeordnet, sondern wird durch verschiedene Verbindungen dazwischen bedingt. Man weiß, dass Schäden am Schläfenlappen das Entstehen kreativer Ideen fördern können, andererseits kann die Qualität der Ideen unter ihrer schieren Menge leiden, wie man von Manien weiß, die zu Hyperaktivität führen. Andererseits ist auch bekannt, dass Vincent van Gogh seine Meisterwerke malte, wenn er psychotische Schübe hatte, bei denen das Dopaminsystem auf Hochtouren läuft.

Normalerweise wird Kreativität dann am besten beflügelt, wenn sowohl Dopamin als auch Serotonin schön gleichmäßig ausgeschüttet werden und das Stresshormonlevel niedrig ist. Dann fühlt man sich ruhig und energiegeladen.

Für jeden von uns ist Kreativität eine beständige Dopaminquelle. Die Formen der Kreativität sind zahllos. Am wichtigsten ist es, die eigenen Quellen der Kreativität zu erkennen und zu finden.

WIE LÄSST SICH KREATIVITÄT ERHÖHEN?

Als Kinder platzen wir geradezu vor Schaffensfreude. Als Zwölfjährige wollte ich bei uns zu Hause ein Ferienlager für die Kinder aus der Stadt organisieren. Meine Eltern unterstützten mich bei der Idee und versprachen, die Aufsicht und die Küche zu übernehmen. Ich war begeistert von dem Gedanken, den Stadtkindern ein traumhaftes Sommerlager zu bieten, in dem sie auf Ponys reiten, Schafe hüten, Schmetterlinge fangen, in die Sauna gehen, im Meer schwimmen und in einem Theaterstück auftreten konnten, bei dem ich Regie führen würde. Ich schaltete eine Anzeige in der großen Tageszeitung *Helsingin Sanomat* und platzte fast vor Freude, als das Telefon klingelte und sich die ersten anmeldeten. Das Lager war ein größerer Erfolg, als ich gedacht hätte. Es war schließlich nicht nur mein inniger Wunsch, sondern auch für die anderen Kinder erfüllte sich ein Traum.

Irgendwann, inmitten der Pflichten eines Erwachsenenlebens, erlöscht die Kreativität allmählich und wird vergessen. Als ich mein erstes Kind bekam und aus den Vereinigten Staaten nach Finnland zurückkam, war ich als Allgemeinärztin tätig. Nach meiner Trennung lebte ich im Überlebensmodus, arbeitete lange Stunden, danach rannte ich heim zu meinem Kind. Meine Kreativität blieb unter dem Alltagsdruck und wegen des erhöhten Stresshormonlevels auf der Strecke, und der Alltag war nur noch routinemäßiges Funktionieren.

Jetzt ist die gleiche Tätigkeit als Allgemeinärztin für mich anregende Arbeit. Die Patienten und ich arbeiten kreativ zusammen, wenn wir gemeinsam eine neue, gesundere Version von ihnen anstreben. Ich kann meine Kreativität auch einsetzen, um Reden zu entwerfen und um dieses Buch zu schreiben. Ich kann Altes und Neues verbinden und neue Konzepte schaffen, wie zum Beispiel Onlinekurse. Im Moment schwebt mir die Organisation eines großen Kongresses für ganzheitliche Gesundheit vor.

Dass die Kreativität in meinen Alltag zurückkehrte, spielte für meinen eigenen Genesungsprozess eine wichtige Rolle. Wenn ich meine Arbeit betrachte, besteht sie aus überraschend vielen jener Elemente, mit denen ich als Kind mein Traum-Ferienlager organisierte. Auch die heutigen Kinder brauchen Kreativität, Kontakt zur Natur, Berührung mit Tieren und Menschen und Spaß mit anderen Kindern, deshalb ist das Rezept fürs Ferienlager immer noch für alle Kinder – und Erwachsenen – gültig.

Weißt du noch, wovon du als Kind geträumt und was du gern gespielt hast? Welche kreative Beschäftigung hast du im Lauf der Zeit aufgegeben und könntest sie gegebenenfalls wieder aufnehmen?

Wie können wir mehr Kreativität in unser Leben bringen? Die gute Nachricht ist, dass jeder seine Kreativität boosten kann. Es gibt kein einzelnes Gen, das dafür verantwortlich wäre, und die eigene Kreativität lässt sich nicht in bestimmte Schubladen stecken. Praktisch jeder Tag hält hunderte kreative Augenblicke bereit.

Paavo Järvilehto und Lauri Järvilehto, Autoren eines Buches über Kreativität, beschreiben das so: Kreativität ist die Angewohnheit, Alternativen zu sehen. Zur Kreativität gehören Ausprobieren, Scheitern und Lernen. Kreativität bedeutet, Ideen zu haben und sie zu verwirklichen … wie eine neue Verwendung für alte Sachen zu finden.

Kreativität kannst du steigern, indem du Dinge tust, die dich interessieren, selbst dann, wenn sie irgendwie schwierig erscheinen. Ja zu sagen öffnet Türen, die ansonsten geschlossen bleiben würden. Das Neue, das hinter der Tür wartet, stimuliert die Phantasie. Auch ein gewisser Diebstahl ist erlaubt, denn ein kreatives Ergebnis setzt sich immer aus unterschiedlichen Ideen zusammen, und Neues ist recyceltes Altes.

Überlege, wo du kreativ bist, auf welche Art du deine Kreativität am besten ausdrückst. Drückst du Kreativität am liebsten durch Bewegung aus? Durch Worte oder durch Musik? Durch Herstellen sozialer Beziehungen? Greifst du zu Farben, Materialien, Werkzeug? Benutzt du deine Stimme oder deine Gedanken?

Wenn ich kreativ sein soll, liegt mir Nachdenken am meisten. Ich brauche jeden Tag einen Moment, in dem ich mich in mich zurückziehe. Zu meinem Naturell gehört auch das Bedürfnis nach entspanntem Abhängen, das mir leicht das Gefühl gibt, nichts fertigzubringen, sondern nur faul zu sein. Ich habe festgestellt, dass viele neue Gedanken und Dinge ausgerechnet während dieser kurzen Zeit der Untätigkeit entstehen.

Wenn mir mein zweijähriges Kind sagt: »Mama, mir ist

langweilig«, antworte ich ihm, dass Langeweile etwas sehr Gutes ist. Einige Minuten später hat es sein eigenes Phantasiespiel erfunden. Ich lade alle Eltern dazu ein, ihren Kindern einen Ort für Kreativität einzurichten. Ein leerer Raum schafft auch für Erwachsene die Möglichkeit, kreativ zu sein.

Man muss die Richtung der eigenen Kreativität erkennen, damit man Platz dafür macht. Wenn die Kreativität irgendwo steckengeblieben zu sein scheint, prüfe, was sie daran hindert, sich zu befreien. Auch Kreativität braucht Freiheit, um sich zu verwirklichen. Angespannte Konkurrenzsituationen können Kreativität kurzzeitig hemmen. Das kommt vom Stress und seiner negativen Wirkung auf die Veränderlichkeit des Gehirns. Dann ist es am besten, auf Abstand zur Situation zu gehen, wie ein Maler, der einen Schritt zurücktritt, um sein Werk zu betrachten, sich mit etwas anderem zu beschäftigen, und oft bekommt die Kreativität fast unbemerkt wieder Flügel.

KREATIVITÄT BEDEUTET, EINE NEUE VISION VON SICH ZU SEHEN

»Kreativität wächst, wenn man sie nutzt.«

Anonym

Für die eigene Entwicklung ist die wichtigste Form der Kreativität die Fähigkeit, sich neu zu sehen. Ich glaube, wenn es möglich ist, den Beginn eines Leidens zu erkennen, erkennt man oft auch sein Ende.

Mithilfe von Kreativität sind wir imstande, uns anders, als neue Menschen, zu sehen. Man braucht Kreativität, um sich den Zustand vorzustellen, in dem man eine verbesserte und gesundere Version seiner selbst ist. Man braucht Kreativität, um sich als liebenden und geliebten Menschen zu sehen. Man braucht Kreativität, um sich vorzustellen, wie man eine Rede hält und wie dabei alles gut geht.

Um sein neues Ich zu sehen, sollte man mit kleinen Schritten beginnen. Auch kleine kreative Dinge fördern das kreative Denken. Schalte einen anderen Radiosender ein und höre andere Musik. Wenn du viel liest, suche andere Bücher aus als sonst. Setz dich neuen Eindrücken aus.

Letzten Herbst zog ich mit den Kindern in eine neue Wohnung und in eine neue Wohngegend. Ich beschloss, die Veränderung, die damit einherging, zu nutzen und festgefahrene Gewohnheiten abzulegen. Mit dem Auto fuhr ich nach Möglichkeit neue Strecken und kaufte in anderen Läden ein als früher. Täglich lief ich im Wald auf anderen Wegen und ließ ein Kind die Spaziergänge aussuchen. Ich möchte sie ermutigen, neue Wege zu suchen, was Kinder auch von Natur aus tun.

Im Alltag geschieht viel, was kreative Lösungen erfordert. Mein kleiner Sohn geht jeden Abend um 20.30 Uhr schlafen, deshalb musste ich überlegen, wie ich die Große zur gleichen Zeit aus der Tanzstunde abholen kann. Ich löste die Sache so, dass ich Brei kochte und das Baby fütterte, ihm den Schlafanzug anzog, es in einen warmen Schlafsack steckte und eine Flasche Milch warm machte. Im Auto trank das Baby die Milch und schlief ein, und zu Hause trug ich es ins Bett. Auch am Arbeitsplatz kann man sich überlegen, dass verschiedene Anforderungen die Möglichkeit kreativer Lösungen bereithalten.

Wenn es um Kreativität geht, halten wir uns oft zurück. Die sozialen Medien bieten eine gute Möglichkeit, den eigenen Kreativitätsbegriff abzuklopfen und sich Unterstützung von Menschen in ähnlicher Lage zu holen. Wenn du siehst, wie andere die Dinge mutig angehen, kannst du es auch. Deshalb mag ich die vielfältige Kreativität der Fotografin Meeri Koutaniemi auch so sehr. Gesellschaftlich relevante Fotografie und wilden, fröhlichen Tanz kann man zu einer sehr schönen Einheit zusammenführen, wie sie es tut.

Ich bewundere ebenfalls die grenzenlose Kreativität und den Mut meiner Freundin Paula Vesala. Sie schafft es, die Energie, die Gefühle und die Gedanken, die in ihr stecken, zu kanalisieren und mit leichter Hand zu komponieren, zu schreiben und auf der Bühne zu stehen. Paula Vesala ist ein sehr gutes Beispiel dafür, dass Kreativität wächst, wenn man kreativ ist. Paula hat selbst die dunkelsten Momente ihres Lebens dazu genutzt, Licht ins Leben anderer Menschen zu bringen. Das zeigt die heilende Kraft der Kreativität von ihrer schönsten Seite.

FARBEN ALS QUELLE DER KREATIVITÄT

Ich glaube, Farben sind für uns wichtiger, als es die Wissenschaft bisher gezeigt hat. Über Biologie und Evolution der Farbwahrnehmung wissen wir viel, aber wieso können wir unzählige verschiedene Farben und Nuancen unterscheiden? Was das für die Psychologie des Menschen bedeutet, ist noch nicht bekannt.

Ich denke, wir können mithilfe von Farben auf die eigene Stimmung einwirken und damit auch unsere Umgebung beeinflussen. Zurzeit achte ich genau auf die Farben meiner Garderobe. Jeden Morgen halte ich nach dem Aufwachen inne, überlege, welche Farbe ich heute brauche, und wähle sogar meine Kaffeetasse danach aus. Dieses kleine Ritual hilft, dem Tag mit guter Laune und Energie zu begegnen. Ich meine, wenn einem eine Farbe guttut und gute Laune bringt, trägt sie auch dazu bei, dass man sich wohlfühlt.

Über Farben und ihre Wirkung sind viele verschiedene Theorien entwickelt worden. Alten Theorien entsprechend gehören zur Farbe Rot Durchsetzungskraft und ein Gefühl der Sicherheit sowie Erdung. Orange dagegen ist die Farbe der Kreativität, des Lebens im Jetzt und auch der Veränderung. Gelb steht für Planen und Erreichen von Zielen, für Selbstsicherheit, und es spendet Energie. Ich erinnere mich, dass ich für die Aufnahmeprüfung zum Medizinstudium ein gelbes Top anzog. Nach der Prüfung kam eine andere Teilnehmerin auf mich zu, um mir dafür zu danken, dass ich Gelb gewählt hatte, sie habe daraus auch Energie bezogen und damit die Prüfung bestanden.

Grün steht für Liebe und die Verbindung mit anderen Menschen und hilft uns, Mitgefühl für uns und andere zu empfinden. Grün soll bei der Bewältigung von Herzschmerz helfen. Türkis repräsentiert Wahrheitsliebe und die Freiheit, seinen eigenen, persönlichen Weg zu gehen. Violett wiederum zeugt von innerer Weisheit und der Intuition, die sich ihrer bedient. Weiß bedeutet, dass man Sinn im Leben sucht und findet und in Verbindung zu etwas Größerem steht. Ich ermutige Menschen oft, innezuhalten und ihren Gefühlen für einzelne Farben nachzuspüren und zu überlegen, warum ihnen eine Farbe fremd oder sogar unangenehm erscheint.

Obwohl nicht bewiesen ist, dass Farben eine direkte physiologische Wirkung haben, werden auch in Krankenhäusern Farben sorgfältig ausgewählt. Man nimmt an, dass sich die Patienten mit bestimmten Farben besser fühlen und es ihrem Wohlbefinden guttut, was dann dazu führt, dass sie schneller von ihrer Krankheit genesen.

Farben können ein Teil der Kreativitätspalette sein, die eine beständige Dopaminquelle freisetzt. Durch Kreativität sehen wir uns in einem neuen Licht, in neuen Farben und als bessere Version unserer selbst.

AUFGABE: DOPAMIN UND KREATIVITÄT

Überlege dir Antworten auf die folgenden Fragen.
Wenn du willst, schreibe sie auf.

1. Wie verwirklichst du deine Kreativität, und wo zeigt sie sich?
2. Wie könntest du deine Kreativität steigern?
3. Wie beeinflusst deine Kreativität andere Menschen und deine Umgebung?

3. TRÄUME

Träume weisen dir das Ziel

Wovon träumst du? Jedes Mal, wenn du einen Schritt auf deine Träume zugehst, produzierst du Dopamin.

Ich glaube, ich habe unter dem Einfluss meiner Großmutter gelernt, große Träume zu haben, habe mich in Hollywood mit einem Preis in der Hand gesehen. Andererseits stand ich mit so großen Träumen auch einsam da, lebte vielleicht in meiner eigenen Welt. Rückblickend wurden allerdings die Träume wahr, bei denen Gefühl und Vision klar waren und mit meinen Werten in Einklang standen.

Beim Träumen darf man sich keine Grenzen setzen. Wenn ich meinen Kindern einen Tipp geben sollte, würde ich sie vor allem ermutigen, ihre Träume klar zu formulieren und zu überlegen, warum sie sich gerade dieses oder jenes wünschen. Ich habe bemerkt, dass sich die Türen zu einem Traum erst öffnen, wenn er wirklich wichtig ist.

Träume sind sehr wichtig, wenn es darum geht, ob wir uns wohlfühlen. Die Bedeutung der Träume ist vielleicht größer, als wir uns vorstellen können. Eigenartigerweise schämen wir uns dennoch unserer Träume und sprechen ungern darüber.

Vermutlich finden sich die Gründe dafür in der Evolutionsbiologie. Früher wäre es für den Menschen sehr gefährlich gewesen, aus der Gemeinschaft ausgeschlossen zu werden, allein hätte er kaum überlebt. Die tiefen Gehirnregionen, das Reptilien- und das Säugetiergehirn, haben sich fast nicht verändert, deshalb unterliegen wir immer noch der gleichen Verlustangst. Das Bedürfnis, anderen zu gefallen, sitzt tief.

Andererseits sprechen wir vielleicht deshalb nicht alle unsere Träume aus, weil sie uns so wichtig sind. Jeder von uns erinnert sich auch an Träume, die wir aus verschiedenen Gründen aufgegeben haben.

Wenn das Ziel nur etwas Materielles ist, wie Geld oder ein Preis, ist die Dopaminbank leer, sobald es erreicht wird. So ist weithin bekannt, wie es zahlreichen Künstlern erging, nachdem sie große Preise bekommen hatten: Mit dem Preis veränderte sich das Leben nicht grundlegend, denn der Mensch empfindet sein Leben vielleicht als noch leerer als davor. Auch Höhepunkte werden erst durch Bedeutung solide untermauert.

Wenn du dich zum Beispiel dazu zwingst, im Berufsleben Entscheidungen vom materiellen Standpunkt aus zu treffen, statt die Bedeutung der Arbeit zu betonen, wirst du höchstwahrscheinlich Stress und Angst erleben, weil du versuchst, gegen deine innere Stimme anzukämpfen. Solche Konflikte stören das Immunsystem, denn bei ständiger Belastung strömt das Stresshormon Cortisol geradezu. Das beeinflusst die weißen Blutkörperchen negativ, die an der vordersten Front des Immunsystems arbeiten. Ein innerer Konflikt kann also unser Immunsystem angreifen.

Träumst du von einer neuen Arbeitsstelle oder einem neuen Beruf, überlege in Ruhe, worin die Arbeit genau bestehen soll und ob diese Faktoren mit deinen inneren Werten in Einklang sind. Das Leben eines Influencers zum Beispiel wirkt nach außen leicht und toll, aber es ist harte Arbeit. Der Arbeitstag endet praktisch nie, und die Konkurrenz ist groß. Den Followern darf man nur zeigen, wie gut und fein alles ist. Frag dich auch, warum du Influencer werden willst. – Und wenn dir die Ganztagsarbeit in den sozialen Medien nach reiflicher Überlegung immer noch erstrebenswert erscheint und du davon begeistert bist, lass dich durch nichts aufhalten!

Laut dem legendären Basketballer Kobe Bryant steckt das Geheimnis des Erfolgs im Gefühl, jeden Tag seinen Traum zu leben. Mit anderen Worten: Um Spitzensportler zu werden, musst du den gesamten Prozess genießen, das tägliche Training mitsamt aller Schmerzen.

Weil jeder von uns etwas anderes mag, ist es wichtig, dass der Weg zu deinem Traum die Dinge enthält, die dir persönlich gefallen. Sei ehrlich zu dir und versuche auszuloten, wie du dich auf dem Weg zu deinem Traum fühlen willst. Willst du an deine Grenzen gehen, oder nimmst du es lieber lockerer?

Wenn wir träumen, wird Dopamin beständig ausgeschüttet. Egal, was dir dabei vorschwebt, halte es in Worten oder Bildern fest. Gib deinen Träumen Raum zum Wachsen. Bei jedem Schritt, mit dem du deinem Herzenswunsch näherkommst, wird Dopamin freigesetzt.

ZEICHNE DEINE TRAUMKARTE

»Der Zufall begünstigt den vorbereiteten Geist.«

Louis Pasteur

Während meiner Zeit in Los Angeles träumte ich davon, eines Tages in einem Haus am Strand zu wohnen, von dem aus ich die Surfer in die untergehende Sonne gleiten sehen konnte. In dem Traum fühlte ich mich entspannt und glücklich. Später wurde mir klar, dass die Surfer hauptsächlich für Freiheit standen.

Während ich diese Zeilen schreibe, wohne ich seit einem Jahr in meinem neuen Zuhause. Ich habe es halb zufällig gefunden, und es ist in vielerlei Hinsicht mein Traumhaus am Meer. Nach der Renovierung setzte ich mich zum ersten Mal auf den Balkon und traute meinen Augen kaum, als ich am Strand einen Mann im Neoprenanzug sah. Er stellte sich auf sein Surfbrett und glitt in die Sonne. Ich fühlte mich entspannt und glücklich und vor allem frei. Nie hätte ich mir vorstellen können, dass dieser Traum ausgerechnet in Finnland wahr werden würde.

Ich erlebe, dass die Träume wahr geworden sind, die mit meinen Werten übereinstimmten und die mit starken Emotionen aufgeladen waren. Viele Wünsche, die in Erfüllung gingen, hatte ich auf Traumkarten aufgeschrieben, und als sie konkret wurden, schien es mir wie ein Wunder. Außerdem habe ich bemerkt, dass Träume Platz brauchen, um wahr zu werden, man darf sie weder drängen noch unnötig detailliert planen.

Die Intuitionsforscherin Asta Raami vergleicht Träume und Zielsetzungen mit dem Spannen eines Bogens: Wenn man will, dass der Pfeil ins Ziel trifft, muss man ihn loslassen.

Ich glaube, beim Erstellen einer Traumkarte ist es am wichtigsten zu erkennen, mit welchem Gefühl man den Traum verbindet. Solltest du dir ein sicheres und ruhiges Heim wünschen, könnte es also durch ein Häuschen am Ufer eines ruhigen Sees symbolisiert werden. Überlege vor allem, wie du dich in dem Haus fühlst, was dort für eine Stimmung herrscht.

Ich habe schon immer von einer gewissen inneren Ruhe geträumt und spüre, dass ich auf dem Weg dorthin schon weit fortgeschritten bin. Zum ersten Mal in meinem Leben suche ich nicht atemlos eine Beziehung, nur um mich sicher zu fühlen. Trotzdem halte ich oft inne und träume von Augenblicken, in denen ich mein Leben mit einem lieben Menschen teile, und stelle mir vor, wie wir bei Sonnenuntergang an unserem Sommerhaus anlegen und die schlafenden Kinder aus dem Boot ins Haus tragen.

Ich träume außerdem davon, mich ständig weiterzuentwickeln, Neues zu lernen und Spannendes zu unternehmen. Ich träume davon, meine Kinder aufwachsen zu sehen und ihr Leben mitzubekommen – das ist ein Traum, der teilweise schon in Erfüllung gegangen ist und gleichzeitig weitergeht. Meine Traumkarten verändern sich auch dauernd, regelmäßig füge ich ein Bild oder ein Wort hinzu.

Eine Traumkarte ist eine individuelle, persönliche Collage für den eigenen Gebrauch. Um sie zu erstellen, benötigt man nicht unbedingt Wörter. Stell deine Traumkarte in Ruhe zusammen, zeichne oder such Bilder und Symbole aus Zeitschriften. Gruppiere das Wichtigste in der Mitte der Karte. Platziere sie so, dass du sie häufig siehst, im Schlafzimmer oder als Hintergrundbild auf dem Handy.

Die Traumkarte vergegenwärtigt dem Gehirn und dem Geist, was im Leben wesentlich ist. Täglich werden wir von Reizen überflutet, und wenn wir unserem Gehirn keine wichtigen Ziele setzen und Aufgaben erteilen, kann es sein, dass die Gelegenheiten und Chancen unbemerkt vorübergehen. Mithilfe der Traumkarten bemerkt das Gehirn die Dinge, die uns zum Ziel führen.

Die Neurowissenschaftlerin Tara Swart stellt fest, dass wir unsere Träume im Bewusstsein behalten und oft wiederholen müssen, dann lernt unser Gehirn, die wertvollen Chancen herauszupicken, die uns zu ihnen führen. Wenn du von einer bestimmten Automarke träumst, wird sie dir im Verkehr höchstwahrscheinlich jedes Mal auffallen.

Während wir an unserer Traumkarte arbeiten, können

wir anfangen, uns das Leben vorzustellen, das wir uns wünschen, und alle Sinne darauf ausrichten: Wir können davon sprechen, wir können visualisieren, wie es aussehen, sich anfühlen, riechen und schmecken wird. Für die Traumkarte können wir unsere Kreativität nutzen und uns unser neues Ich vorstellen. Die Träume beginnen konkret Form anzunehmen.

Wenn dein Weg in Richtung Veränderung sinnvoll ist und im Einklang mit deinen Werten steht, geschehen kleine Wunder, und die Träume werden wahr. Dopamin wird gleichmäßig freigesetzt.

AUFGABE: DOPAMIN UND TRÄUME

Überlege dir Antworten auf die folgenden Fragen.
Wenn du willst, schreibe sie auf.

1. Wovon träumst du?

2. Welche Träume hast du aufgegeben und warum?

3. Wie helfen dir andere Menschen, deine Träume zu verwirklichen?

ZUSAMMENFASSUNG: DOPAMIN

Was ist Dopamin?

Dopamin ist das Wunsch-Molekül. Dopamin ist der Schlüssel zur Fähigkeit, sich für neue Dinge zu interessieren, sich zu konzentrieren, zu lernen und sich Träume erfüllen zu wollen. Unser Belohnungssystem basiert auf Dopamin, damit wird die Motivation angefeuert und wir dazu angeleitet, zu planen und unsere Aufmerksamkeit auf die erwartete Belohnung zu richten. Wenn du etwas als wichtig empfindest, hörst du gewissermaßen die Stimme des Dopamins.

Was sind beständige Dopaminquellen?

Im Rezept für beständige Liebe sprudelt das Dopamin aus drei gesundheitsfördernden Quellen: aus Sinn, Kreativität und Träumen.

Wie kann man eine beständige Dopaminproduktion fördern?

Denk an deine tiefsten Überzeugungen und vergegenwärtige dir, was dir am wichtigsten ist. Hör auf deine innere Stimme. Sie ist das solide Fundament für deine Entscheidungen und weist dir die Richtung zu einem sinnvollen Leben. Nutze deine Stärken zum Besten deiner Gemeinschaft und deiner Umgebung.

Freu dich an deiner Kreativität und drück sie auf deine natürliche Art aus. Brems dich nicht unnötig aus, hab keine Angst, Fehler zu machen. Gestehe dir zu, dich mit anderen Augen zu sehen. Behalte den Autopiloten im Blick, denn er springt gern von selbst an.

Träume im Kleinen und im Großen. Verzeichne deine Träume auf einer Karte, dann trainierst du dein Gehirn darauf, die Chancen und den Weg zu erspähen, die zu ihnen führen.

SO GELINGT DER SCHNELLE DOPAMINBOOST

Immer wieder brauchen wir schnelle, gesunde Dopaminquellen. Zum Glück hindert uns nichts daran, unser Leben als lustiges Spiel zu sehen. Eine erfrischende Dopaminspritze bekommst du, wenn du dir überschaubare Ziele setzt, die dir ganz schön Energie spenden. Probiere mal diese Ideen aus.

Schreibe Listen

Mach jeden Tag eine Liste mit anstehenden Arbeiten, auch wenn sie klein sind. Sobald sie erledigt sind, streich sie durch.

Beginne mit leichten Dingen

Wenn es dir schwerfällt, in Gang zu kommen, beginne damit, ein paar ganz schnelle, leichte Dinge zu erledigen. Dein Gehirn bekommt einen Dopaminschub und will neue Aufgaben.

Mach dir Refrains zunutze

Tanze zu deinem Lieblingssong. Wenn man ein bekanntes Lied hört, erwartet das Gehirn das, was kommen muss, und empfindet den Höhepunkt des Songs als Belohnung. Die Bewegung macht Körper und Geist wach und hilft, sich auf die nächste Aufgabe zu konzentrieren.

Stoppe die Zeit

Probiere, ob du den Heimweg heute schneller schaffst als gestern.

Setz dir eine Frist

Versuche, in der ganzen Wohnung in fünfzehn Minuten Staub zu saugen.

Versprich dir eine Belohnung in der Pause

Wenn du im Homeoffice arbeitest und Startschwierigkeiten hast oder dich nicht richtig konzentrieren kannst, installiere dir am Handy oder am Computer eine App, die Arbeitszeit und Pausen vorgibt. Versuche mal, sechzig Minuten lang zu arbeiten und dann fünfzehn Minuten Pause zu machen. Nimm dir vor, dich in der Pause zu belohnen, etwa mit Kaffee, Sport oder einem Spaziergang um den Block. Neben den kleinen Belohnungen steht am Ende des Arbeitstages noch die Tatsache, dass die Arbeit tatsächlich in der vorgegebenen Zeit erledigt ist.

Du verdienst ein Lob

Bedanke dich bei dir mit einem Siegestanz, mit Schulterklopfen oder mit einem laut ausgesprochenen Lob dafür, dass du deine Aufgaben bewältigt hast.

Beständiger Serotoninfluss

Dopamin bringt uns dazu, Risiken einzugehen und Neues auszuprobieren, Serotonin hingegen führt uns zum Bekannten und Sicheren. Serotonin, das Zufriedenheitshormon, ist sehr stark abhängig davon, ob wir uns sicher fühlen, ob wir der Meinung sind, Anerkennung zu bekommen, und ob wir das Gefühl haben, unser Leben sei unter Kontrolle.

Serotonin bestimmt unsere Laune und steuert unser Tun auf vielerlei Art. Serotonin kann man als Baustoff der sozialen Hierarchie, der Gruppen und Teams bezeichnen. Dank Serotonin haben wir die Fähigkeit, Gesichtsausdrücke, Stimmnuancen und andere soziale Faktoren zu erkennen und unser Verhalten anzupassen. Wer es geschafft hat, Anführer oder Anführerin einer Gruppe zu werden, kann dafür seinem Serotoninsystem danken, das ihm geholfen hat, in der richtigen Situation die richtige Taktik zu wählen, sei es aggressiv, teamtauglich oder unterwürfig.

Serotonin spielt auch eine entscheidende Rolle für Verdauung, Sättigungsgefühl, Schmerzempfinden, Schlaf und Schlafqualität.

Weiterhin ist Serotonin das Molekül der Willenskraft. Wir benötigen es, um die richtigen Entscheidungen für ein gutes, gesundes Leben zu treffen, egal, von welchen Verlockungen wir umgeben sind. Serotonin zeigt uns den goldenen Mittelweg und lässt uns so agieren, wie man es im Krieg von den Briten forderte: *Keep calm and carry on.*

Im Rezept für beständige Liebe entspringt das Serotonin drei beständigen Quellen: Sicherheit, Ordnung und Anerkennung.

4. SICHERHEIT

Wenn du deine Ängste nicht verstehst, beherrschen sie dich

Ich saß mit einer Freundin in einem Restaurant, wir stießen auf das frohe Wiedersehen an und tauschten in lockerer Stimmung Neuigkeiten aus. Die gewölbte Decke über unserem Tisch warf die Stimmen zurück. Erst störte mich das nicht, aber nach einiger Zeit bemerkte ich, dass das Echo in meinem Kopf lauter wurde. Die Geräusche wurden schnell heftiger, und schließlich dröhnte mir das ganze Stimmengewirr des Restaurants im Kopf. Was ist los? Werde ich verrückt? Mein Herz begann zu pochen. Es fühlte sich an, als würde ich die Kontrolle über mich und die Verbindung zur Außenwelt verlieren. Ich konnte mich nur noch an meine Freundin klammern und sie bitten, mir hinaus zu helfen. Nach ein paar Minuten wurde ich wieder ruhig, aber die Angst blieb: Was, wenn sich das wiederholte?

In der Zeit nach dem Vorfall war ich vor jedem öffentlichen Auftritt und jeder Rede angespannt, und durch die Anspannung bekam ich Panik. Die Angst, dass die Panikattacken schlimmer würden, wuchs. Ich hatte Angst vor Zusammenkünften und fürchtete, dass Sitzungen in kleinen, kalten, hallenden Räumen abgehalten würden, die bei mir garantiert einen Anfall auslösen. Ich fürchtete mich, im Bekanntenkreis zu sprechen. Meine Hände schwitzten, das

Herz raste, und oft konnte ich mit zitternder Stimme nur wenige leise Worte hervorbringen. Ein Interview in einer Live-Sendung oder eine Rede auf einer Bühne waren noch schlimmer. Was, wenn es offensichtlich würde und ich mich vor allen lächerlich machen würde?

Wieso bekam ich ausgerechnet damals eine Panikattacke? Eine lang anhaltende Belastung hatte mein zentrales Nervensystem verstopft. Der Parasympathikus mit dem Vagusnerv bremste die Drohsignale nicht mehr, deshalb konnten schon geringe Bedrohungen alle Alarmglocken klingeln lassen.

Die Forschung fand heraus, dass bei Menschen mit Angstsymptomen die Amygdala hyperaktiv ist und schon vor minimalen Gefahren warnt. Wir beginnen, überall Bedrohungen zu sehen, auf böse Gesichter empfindlicher zu reagieren, und die Sensibilisierung des Gehörs lässt Geräusche bedrohlich klingen und füllt unseren Kopf. Wenn die Stresshormone übernehmen, konzentrieren wir uns auf unseren Körper, suchen die Umgebung nach Gefahren ab und beobachten die Zeit: Jeder, der unter Panikattacken leidet, weiß, wie heftig sein Herz schlägt, wie bedrohlich der Mensch, der ihm gegenübersitzt, plötzlich aussieht und wie ein wenige Minuten dauernder Anfall eine Ewigkeit lang zu sein scheint.

Wir sind darauf konditioniert, uns Unangenehmes und Gefährliches zu merken, um es in Zukunft vermeiden zu können. Deshalb sind die Erinnerungen, die mit Angst verbunden sind, besonders stark. Das habe ich auch bei meinen Paniksymptomen erlebt. Schon der Gedanke an eine Panikattacke ruft im Körper eine heftige Reaktion und beschleunigten Herzschlag hervor, was mich wiederum daran erinnert, eine entsprechende Situation zu vermeiden.

Wie bin ich meine Paniksymptome schließlich losgeworden? Dadurch, dass ich mein autonomes Nervensystem mit Atemübungen und Meditation beruhigt habe. Außerdem habe ich gelernt, die Angstgefühle, die der Attacke vorangingen, zu akzeptieren und mich ihnen zu stellen. Wichtig war, dass ich nicht versuchte, gegen die der Attacke vorangehenden Gefühle anzukämpfen, sondern begann, sie zu akzeptieren.

Auch die Unterstützung, die ich von Leidensgenossen bekam, war mir sehr wichtig. Dass viele Menschen, die ich bewundere, ebenfalls unter Panik leiden, erleichterte mich, und ich vertraute darauf, dass mir auch diese Erfahrung dabei helfen würde, besser und sicherer aufzutreten. Viele werden auch in der Psychotherapie von Paniksymptomen geheilt.

Heutzutage empfinde ich das Adrenalin und die Anspannung vor einer Rede oder bei einem Bühnenauftritt eher als Hilfe. Ich glaube, am wichtigsten war es, sich das Angstgefühl bewusst zu machen und sich ihm zu stellen, den Grund dafür und seine Bedeutung für mich herauszufinden. Wenn die Angst zu groß zu werden droht, sage ich ihr: Vielen Dank für die Warnung, aber ich schaffe das.

Hinter den Panikattacken sehe ich eine verfestigte Angstreaktion. Wenn sich eine Angstreaktion verfestigt, konzentrieren wir uns auf den Körper, die Umgebung und die Zeit. Der Körper ist bereit zur Verteidigung oder zur Flucht. Wir suchen die Umgebung nach Bedrohungen ab und empfinden im beruflichen oder partnerschaftlichen Kontext Gesagtes oft als Angriff. Wir empfinden Stress und konzentrieren uns auf diese Angstfaktoren, anstatt bewusst zu denken. Sobald unsere Sicherheit bedroht ist, konzentriert sich das Gehirn aufs Überleben.

Der größte Feind der Liebe ist daher die Angst. Bei Angst, Unsicherheit oder Beklemmung werden Stresshormone freigesetzt, die die Liebeshormone ausschalten.

Angst ist ein starkes Gefühl, und bei einigen Menschen

entsteht sie von Natur aus leichter. Wir können lernen, unser System zu beruhigen, die Dinge in Ruhe von außen zu betrachten und zu überlegen, was das Schlimmste ist, was passieren könnte. Das schlimmste Bedrohungsszenario wird kaum jemals Wirklichkeit. Wenn ich versage, wird mich weder meine Gruppe verstoßen, noch werde ich sterben. Höchstwahrscheinlich wird sich ohnehin niemand an mein Versagen erinnern, oder aber ich werde zu jemandes Leidensgenossin.

Wir können das Sicherheitsgefühl erhöhen und unserem Organismus helfen, den unterbewussten Stress loszuwerden, indem wir lernen, dass die Angst ein Zeichen dafür ist, dass wir uns beruhigen, ausruhen und unser Leben verändern sollten.

Die unterbewussten Ängste gehen manchmal bis in unsere Kindheit zurück. Wir erkennen sie nicht, aber wir reagieren heftig darauf. Wenn uns etwas einmal große Angst gemacht hat, will uns unser Körper bis ans Lebensende vor der Bedrohung schützen. Die Situation beginnt uns zu belasten und verschiedene somatische Symptome hervorzubringen. Die Rückkehr in die Kindheit, das Bewusstmachen von Traumata und schwierigen Erfahrungen ist oft eine effiziente Methode, Stress abzubauen.

EINE ÜBERSPANNTE AMYGDALA SPIELT UNS STREICHE

Wenn wir uns sicher fühlen und Serotonin abgegeben wird, sind wir entspannt und ruhig. Die Stimmung verändert sich sofort, wenn Angst aufkommt.

Und warum taucht die Angst so plötzlich auf? Der Grund ist die Amygdala in unserem Säugetiergehirn, die uns vor

Gefahren schützt. Dieses Angstzentrum sammelt Seh-, Hör-, Gefühls-, Geruchs- und Geschmacksempfindungen und verbindet sie mit Erfahrungen, die im Hippocampus, dem Erinnerungs- und Lernsystem, gespeichert sind. Wenn die Amygdala etwas als bedrohlich einstuft, löst sie eine Angstreaktion aus und schaltet das Stresssystem ein. Auf Angst reagieren wir blitzschnell, denn davon kann das Überleben abhängen. Kampf, Flucht, Erstarren – das sind unsere Möglichkeiten.

Das Sicherheitssystem holt aus gutem Grund schlimme Erinnerungen und Fehlschläge an die Oberfläche: Wer sich einmal die Hand am Herd verbrannt hat, weiß, dass er das kein zweites Mal machen darf. Fehlschläge haben eine besonders große Wirkung auf das Serotoninsystem, deshalb wenden wir mehr Mühe auf, um Gefahr zu vermeiden, als um eine Belohnung zu bekommen.

Der Stirnlappen und der Hippocampus, die die kühlere Überlegung bevorzugen, zügeln das Stresssystem und können die Befehle der Amygdala abmildern. Je besser die Informationen zwischen dem Stirnlappen und der Amygdala ausgetauscht werden, desto effizienter können wir die Gefühle von Angst, Beklemmung und Stress auffangen.

Bei lang anhaltender Belastung läuft die Amygdala auf Hochtouren, die Tätigkeit des Hippocampus lässt nach, das Gedächtnis streikt, und wir beginnen, auf immer kleinere Reize heftig zu reagieren.

Unsere entwickelte Hirnrinde ermöglicht es uns, die Zukunft zu planen und uns an Vergangenes zu erinnern. Das ist im Tierreich völlig einzigartig. Unser Stresssystem kann anlaufen, wenn wir an eine kommende Bedrohung oder ein vergangenes Erlebnis denken, denn dann unterscheidet das Gehirn nicht zwischen dem Gedanken und dem tatsächlichen Ereignis. Allein durch Gedankenkraft können wir in Angst verfallen. Man könnte sagen, Angst ist der Preis für unsere Intelligenz.

»Hysterisch heißt historisch.«
Anonym

Reagierst du auf bestimmte Reize wütend oder geradezu hysterisch? Ein Wort, ein Satz oder eine Stimmung können eine unangenehme Erinnerung aus dem Unterbewusstsein holen, obwohl sie im Nachhinein und bei Licht betrachtet möglicherweise gar nicht so dramatisch sind. Sobald man sich diesen Faktor bewusst macht, kann man vernünftig über die Sache nachdenken und sein Gehirn darauf trainieren, sich anders zu verhalten.

Wenn du oft starken Hass verspürst, der dein Denken verdunkelt, probiere die Idee des Stoppschilds, die von der Hirnforscherin Tara Swart stammt. Übe mit etwas, was dich wütend macht. Lass die Wut von deinem ganzen Körper Besitz ergreifen. Spüre sie auf der Haut, in den Muskeln, im Mund und in der Seele. Wenn du davon erfüllt bist, stell dir vor, du hieltest ein großes rotes Stoppschild hoch, und lass das Gefühl sich auflösen, entspanne deine Muskeln und lasse den Hass los. Übe das so oft, bis du das Schild auch in einer echten Situation hochhalten und ruhig bleiben kannst. Manchmal reicht das noch nicht, aber wenn du Geduld hast, wird das Gefühl nach einiger Zeit verschwinden, und du wirst wieder vernünftig denken können, du wirst wieder Serotonin produzieren.

LASS NICHT ZU, DASS DEIN WACHSTUM DURCH ANGST GEHEMMT WIRD

Paniksymptome und andere ähnliche Reaktionen können uns helfen zu verstehen, was wir in unserem Leben verändern müssen. Wenn du dich mit einem Menschen nicht wohlfühlst, ist er höchstwahrscheinlich nicht gut für dich. Wenn du bei der Arbeit das Gefühl hast, dass nicht alles in Ordnung ist, solltest du innehalten und überlegen, was verändert werden muss.

»Die drei schädlichsten Süchte sind Heroin, Kohlenhydrate und ein monatliches Gehalt.«
Nassim Nicholas Taleb

Der Spruch beschreibt gut, dass ein regelmäßiges Monatsgehalt abhängig machen kann. Sicherheit kann eine gewisse Abhängigkeit bewirken, die uns daran hindert, große Veränderungen vorzunehmen – zumindest, wenn die Veränderungen mit Angst und Unsicherheit verbunden sind. Für Menschen, bei denen das Serotonin überwiegt, kann das der Normalzustand sein. Obwohl die innere Stimme nach Veränderungen schreit, ist die Sicherheit nicht verhandelbar.

Ich bekam meine Ängste in den Griff, indem ich meine Werte hinterfragte und kleine Schritte in die richtige Richtung unternahm. Ich begann zu lernen, im Augenblick zu leben und präsenter zu sein. Ich lernte, mich meinen Gefühlen zu stellen und sie zu akzeptieren. Außerdem befreite ich mich durch Meditation, Atemübungen und Klangtherapie vom Stress.

Ich bekam meine Angst auch damit in den Griff, dass ich anfing, täglich mit dem Gefühl von Vertrauen und Dankbarkeit innezuhalten. Die Forschung hat herausgefunden, dass diese positiv auf die Funktion von Nerven und Herz wirken und dazu beitragen können, dass der Organismus in den Zustand der Selbstheilung zurückkehrt. Ich kümmerte mich mehr um meine sozialen Beziehungen und engen Freunde. Allmählich begann ich auch, meinen Puls regelmäßig durch Sport zu beschleunigen.

Ich weiß, dass es vielerlei Paniksymptome gibt, und will überhaupt nicht kleinreden, wie schwer es ist, damit allein fertigzuwerden. Ich will nur allen, die unter Paniksymptomen leiden, sagen, dass es möglich ist, sie loszuwerden. Verschiedene Therapieformen unter professioneller Anleitung sind unbedingt zu empfehlen, um starke Ängste zu bekämpfen. Auch verschiedene Körpertherapien wie EMDR, also Desensibilisierung und Aufarbeitung durch Augenbewegungen, und die TRE-Methode können helfen, die unterbewusste Last abzuladen. Diese Methoden erkläre ich im Zusammenhang mit Stressbewältigung genauer.

Mir und vielen anderen hat es auch geholfen zu wissen, dass wir mit den Symptomen nicht allein sind. Je offener wir über unsere Probleme sprechen, desto besser verstehen wir uns gegenseitig und können zusammen gesund werden.

Die Vergangenheit können wir nicht ändern, aber im Jetzt ist alles möglich, wenn wir offen sind für die Chancen, die sich uns bieten. Wir können lernen, uns selbst zu vertrauen und unnötige Ängste loszulassen. Das schafft Sicherheit und öffnet eine beständige Serotoninquelle.

REICHT ES ZUM LEBEN, ODER MUSST DU DIR BESTIMMTE DINGE VERSAGEN?

Was nützt es zu wissen, dass die Ängste oft hochkommen und man unkontrolliert reagiert? Was das Serotonin betrifft, ist es wichtig, dem Gedanken zu vertrauen, dass alles in Ordnung ist.

Nach meiner Elternzeit fing ich als Unternehmerin bei null an, mit nichts als einem großen Wohnungskredit. Trotzdem wollte ich meine Existenz auf Dingen aufbauen, die mir wichtig sind, und nicht den erstbesten Job annehmen. Vor zehn Jahren wäre ich vor Stress umgekommen, aber inzwischen wusste ich, dass mein Leben so anstrengend gewesen war, dass ich mir keinen Stress mehr leisten konnte. Ich musste einfach glauben, dass alles gut geht. Und so war es auch, wie durch ein Wunder fügte sich alles. Die Ziele, die ich mir fürs erste Jahr gesetzt hatte, erreichte ich. Dafür war es nötig, dass meine Liebeshormone in Ordnung waren, denn ohne sie hätte mich die Angst gelähmt. Angst ist der größte Feind der Liebe, und es ist eine große Herausforderung, die Angst zu besiegen. Das gilt auch für die romantische Liebe. Es fordert viel Mut, sich der Liebe hinzugeben, denn damit ermöglichen wir es einem anderen Menschen, uns zu verletzen.

Ich überlege also nicht mehr, wie ich mit einschneidenden Veränderungen klarkomme, sondern beschließe, es zu schaffen. Das war eine große Veränderung im Denken. Durch den Stressabbau fühle ich mich, als wäre mein Leben von der Verzögerungsspur zurück auf der Autobahn. Mangel bewirkt Dauerstress. Wir haben uns im Griff, sobald wir das begreifen.

Fürs Serotonin ist es wichtig, darauf zu vertrauen, dass

man als Mensch gut genug ist, dass das Geld reicht, dass man genug Liebe bekommt. Wenn man dazu neigt, Angstszenarien zu entwerfen, wäre es gut, die Gedanken umzulenken und zu denken, dass alles in Ordnung ist. Das mag oberflächlich klingen, aber es steckt viel Wahrheit darin.

Auch in der Beziehung zwischen Arzt und Patient ist Vertrauen wesentlich. Egal, wie die Dinge stehen, ist es am wichtigsten, dass der Patient darauf vertraut, dass er in guten Händen ist und man viele Möglichkeiten hat, ihm zu helfen. Vertrauen ist einer der wichtigsten Teilfaktoren unserer eigenen inneren Veranlagung zur Selbstheilung.

EIN NEGATIVER GEDANKE, DREI POSITIVE

Alles, was wir bewusst tun und was unser Körper automatisch macht, verbraucht Energie. Schon jeder Gedanke hat eine physiologische Entsprechung, so dass auch Denken Energie verbraucht. Negative Gedanken, die mit Angst, Bitterkeit und Wut einhergehen, provozieren im Körper eine Stressreaktion.

Zuerst einmal verbrauchen die hormonellen Reaktionen, die durch den negativen Gedanken getriggert werden, mehr Energie als die, die zu den positiven Gedanken gehören. Wenn wir uns das als Autofahrt vorstellen und jedes Gefühl, das wir haben, Druck aufs Gaspedal gibt, dann fahren wir bei negativen Gedanken bei hoher Drehzahl mit Vollgas, und bei positiven Gedanken zockeln wir gleichmäßig mit geringem Verbrauch dahin. Genau so können wir unseren eigenen Energieverbrauch durch Gedanken bestimmen, und wenn wir Angstreaktionen vermeiden, bleibt uns mehr Energie für Veränderungen. Diese Energie können wir dazu nutzen, den Körper zu reparieren, gesund zu werden und Neues zu schaffen. Wir können also gewissermaßen mithilfe der Gedanken bestimmen, wie weit wir es im Leben bringen.

Die Angst vor der Einsamkeit zählt zu den Urängsten des Menschen. Ich musste lernen, mich nach meiner Trennung auch ohne Prinz sicher zu fühlen, und die Quellen für mein Sicherheitsgefühl bei meiner Familie und guten Freunden suchen. Jeder sollte ein Netzwerk haben, das ihn unterstützt und ihm Sicherheit gibt. Ein Freund, eine Freundin, die man anrufen kann, wenn man bedrückt ist, eine Gruppe Gleichgesinnter, mit denen man sich einmal in der Woche trifft, um einem Hobby nachzugehen, oder auch nur eine Nachbarin, bei der man klingeln darf, wenn man in Not ist, vertiefen das Sicherheitsgefühl.

Das Sicherheitsgefühl entsteht immer in Verbindung mit anderen Menschen, deshalb müssen wir das Sicherheitsgefühl in unseren verschiedenen Netzwerken stärken. Es gibt viele ältere Menschen, die allein wohnen, und etwa die Hälfte aller Eltern minderjähriger Kinder lebt mit den Kindern allein. Es wäre zum Beispiel wichtig, in Wohnhäusern oder sonst in der Nachbarschaft ein Netzwerk aufzubauen, das Sicherheit schafft.

Als ich umzog, lernte ich andere Hausbewohner kennen und bekam die Gewissheit, immer klingeln zu dürfen, wenn ich Hilfe brauche. Im Lauf des ersten Jahres freundete ich mich mit anderen Familien mit kleinen Kindern an, mit denen wir uns regelmäßig treffen. Im Winter spielen die Kinder im Treppenhaus Unihockey und Basketball, im Sommer organisieren wir ein großes Fest für alle. Das Netzwerk der Hausbewohner erhöht das Sicherheitsgefühl, und das Serotoninsystem dankt.

Gute zwischenmenschliche Beziehungen bringen ein Leben lang Glück, das belegen zahlreiche Studien. Die größte, in der die Harvard-Universität das Glück erforschte, besagt, dass die Zufriedenheit eines Fünfzigjährigen mit seinen zwischenmenschlichen Beziehungen seinen Gesundheitszustand mit achtzig am besten voraussagt. Wer gute zwischenmenschliche Beziehungen hat, ist glücklicher und gesünder. Fürs Glück spielt es keine Rolle, wie viele Freunde man hat und ob man in einer Beziehung lebt, sondern wichtig ist die Qualität der Beziehung zu seinen Nächsten. Die Beziehung darf Ecken und Kanten haben, Hauptsache, man kann sich aufeinander verlassen, wenn es darauf ankommt.

Eine andere wichtige Sache, die die Gesundheit stark beeinflusst, ist die finanzielle Absicherung. Wenn man ständig Geldsorgen hat, drückt das sehr auf die Seele. Die Gesellschaft muss dafür sorgen, dass Menschen jeden Alters ein Sicherheitsnetz haben. Insbesondere nach der Coronakrise sollte dieser Aspekt nicht vernachlässigt werden.

Das Sicherheitsgefühl im Hinblick auf die eigenen Finanzen kann man dadurch erhöhen, dass man für sich oder die Familie genau Buch führt. Es beruhigt, wenn man Einkünfte und Ausgaben schwarz auf weiß sieht. Ich glaube auch, dass man das Sicherheitsgefühl erhöhen kann, wenn man, falls es irgend möglich ist, jeden Monat wenigstens eine kleine Summe bewusst beiseitelegt. Ich habe meine Geldsachen selbst mal mehr, mal weniger vernünftig geregelt und dabei gelernt, dass es guttut, einen Überblick über seine wirtschaftliche Lage zu haben.

Die unaufhörliche Informationsflut führt uns an einem Tag Dinge vor Augen, die man früher erst im Lauf von Jahren zu sehen bekam. Dazu gehört furchtbar Bedrohliches und Beängstigendes. Aus der Sicht der Wissenschaft sollte das Verhältnis zwischen positiven und negativen Gedanken drei zu eins sein. Natürlich darf man negative Gedanken haben, aber man sollte wesentlich mehr positiv denken. Besonders in schwierigen Zeiten müssen wir uns aktiv bemühen, dieses Verhältnis zu bewahren.

Wenn unnötige Ängste auftauchen, müssen wir unser zentrales Nervensystem daran erinnern und es darauf trainieren, dass wir in Sicherheit sind. Unser wunderbares plastisches Gehirn lernt das ganze Leben lang, neue Bahnen zu schaffen.

AUFGABE: SEROTONIN UND SICHERHEIT

Überlege dir Antworten zu den folgenden Fragen.
Wenn du willst, schreibe sie auf.

1. Wovor hast du Angst?

2. Wie kannst du das Gefühl der Angst durch ein Gefühl der Sicherheit ersetzen?

3. Wie könntest du anderen die Angst nehmen und ihnen mehr Liebe geben?

ÜBUNG: FINDE SICHERHEIT AN DEINEM SEELENORT

Löse dich für einen Moment vom Alltag und erhole dich an deinem sicheren Seelenort.

Suche dir eine bequeme Stellung und schließe die Augen. Atme tief in den Bauch ein, atme lange aus, lasse die Luft durch die Lungen strömen. Atme ein, während du bis drei zählst, halte die Luft kurz an und atme aus, während du bis sechs zählst. Halte kurz an, atme wieder ein bis drei und aus bis sechs. Mach das in deinem eigenen Rhythmus, leichtes, regelmäßiges Atmen reicht. Mach eine Weile in diesem Rhythmus weiter.

Lass deinen Atem ruhig seinen natürlichen Rhythmus finden. Entspanne deine Gesichts- und Kaumuskeln, lass die Schultern sinken. Denk dann an einen schönen, ruhigen Ort, an dem du heute verschnaufen willst. Das kann ein Berg sein oder ein Wald oder ein Steg am See. Such dir ein Ziel aus und begib dich dorthin.

Sobald du da bist, nimm mit allen Sinnen auf, was du an deinem Seelenort siehst und hörst und fühlst. Du kannst das Plätschern der Wellen hören und Vogelgesang und dich darauf konzentrieren, die Sonne auf der Haut zu spüren, einen sanften Wind zu fühlen. Genieße alles, was du im Körper spürst, wenn du dich an deinem Seelenort in Ruhe entspannst.

Wenn du bereit bist, fang an, dich zu bewegen und sanft in diese Wirklichkeit zurückzukehren.

Anleitung: Hanna Markuksela, Psychologin und Psychotherapeutin

5. ORDNUNG

Räume deinen Geist und deine Wohnung auf, das schafft Platz für Veränderungen.

Eine weitere beständige Serotoninquelle ist Ordnung. Ordnung in dir und um dich herum schafft Ruhe und Klarheit und bietet Platz für Veränderungen.

Um Ordnung in seinem Inneren herzustellen, muss man als Erstes die Dinge aus dem Gedächtnis entfernen, die auch woanders Platz haben. Eine Agenda ist ein ausgezeichnetes externes Gedächtnis, darin sind Dinge und Ereignisse gut aufgehoben, ohne den Gehirnschrank vollzustellen.

Durch Meditation wiederum kannst du alles entfernen, worin sich die Seele verzettelt hat. Das funktioniert am besten beim Großputz, der die Seele säubert. Beim Meditieren wird versucht, im Jetzt zu bleiben, indem man die Aufmerksamkeit auf den Atem und das Köpergefühl richtet. Gedanken dürfen kommen und gehen, man lernt, sie nicht festzuhalten.

Studien zeigen, dass verschiedene Körperübungen das Serotoninlevel sofort heben, und regelmäßig ausgeführt stärken sie das ganze Serotoninsystem.

Durch Meditation kann man die positiven Gedanken, die Konzentrationsfähigkeit, die Selbstbeherrschung und sogar die Abwehrkräfte stärken. Gleichzeitig nehmen Beklemmung und Depression ab. Aus Sicht der Neurowissenschaft stärkt die Meditation die Zusammenarbeit verschiedener Hirnregionen. Ich habe beim Meditieren gelernt, selbst in schwersten Zeiten mein zentrales Nervensystem zu beruhigen und den Blick aufs Ganze zu richten, statt mich zu verzetteln. An der Stelle über die Hülle der beständigen Liebe erzähle ich mehr über Meditation.

Zum Reinigen der Seele gehört auch, Grenzen zu ziehen. Es passiert leicht, dass die Bedürfnisse anderer Vorrang vor den eigenen bekommen, aber die eigenen Bedürfnisse darf man nicht dauernd hintanstellen. Wir müssen lernen, entschlossen an den eigenen physischen und psychischen Grenzen festzuhalten, indem wir, wenn nötig, Nein sagen. Grenzen zu ziehen und daran festzuhalten steigert das Sicherheitsgefühl und vermindert die Belastung.

EINE GEORDNETE UMGEBUNG SENKT DAS STRESSNIVEAU

»Das wahre Leben beginnt, wenn du Ordnung in dein Zuhause gebracht hast.«

Marie Kondo

Auch die physische Umgebung hat einen großen Einfluss auf Stimmung und Stress. Wenn man die Menge an überflüssigen Dingen minimiert, kann man das Gefühl steigern, dass man sein Leben im Griff hat. Was für wen überflüssig ist oder Unordnung bedeutet, ist natürlich individuell verschieden. Einer wirft wochenlang überall Klamotten herum, ein anderer ärgert sich schon über eine einzelne Socke auf dem Wohnzimmerteppich.

Ich habe in meiner Wohnung bewusst Änderungen vorgenommen. Ich möchte weniger Zeug um mich haben, um meine Aufmerksamkeit und meine Energie nicht unnötig auf zu viele Anreize zu vergeuden. Wenn man nicht viele Dinge hat, die herumliegen können, entsteht auch keine Unordnung. Wenn das Leben in einer Sackgasse steckt, stapelt sich auch allerhand in den Ecken.

Unordnung und überflüssige Sachen reizen und belasten das Gehirn. Wenn man nach einem Arbeitstag nach Hause ins Chaos oder zu einer unerledigten To-do-Liste zurückkehrt, sinkt der Cortisolspiegel nur schwer. Und umgekehrt, das Stresslevel sinkt, wenn man nach der Arbeit in ein Zuhause zurückkehrt, das möglichst naturnah gelegen ist und in dem eine angenehme Stimmung herrscht.

Überlege, in was für einer Umgebung du den größten Teil deiner Zeit verbringst. Ist dein Zuhause ruhig, sicher und gemütlich? Die beruhigende Wirkung der Wohnung kann man durch Bilder und Gegenstände an den Wänden und in Regalen steigern, auch angenehme Materialien, Gerüche und Musik verändern die Stimmung. Sie haben natürlich nicht die gleiche Bedeutung wie ausreichender Nachtschlaf und Co., aber jedes Element, das den Stress reduziert und die Stimmung hebt, zählt.

Und ist dein Arbeitsplatz so gestaltet, dass du dich dort konzentrieren und nachdenken kannst? Findet alles seinen Platz, oder musst du die Anzahl der Dinge reduzieren? Das Serotoninsystem mag es, wenn die Aussicht aufgeräumt ist.

WIE SCHAFFT MAN MEHR ORDNUNG?

Ich mag die alte Fengshui-Idee, dass ein Zuhause sauber und entspannt sein soll. Das unterstützt unser Wohlbefinden, hilft der Seele, sich zu beruhigen, und dem Geist, sich aufs Wesentliche zu konzentrieren.

Fengshui ist eine traditionelle chinesische Lehre, nach der gebaut wird, gewissermaßen die Lehre von der Umgebung, die vieles von dem enthält, was man heute als wichtig erkannt hat. Der Gedanke hinter Fengshui ist, dass richtiges Bauen Glück bringt und ein gutes Leben fördert.

Wenn sich im Haus viel Zeug angesammelt hat, kann man das Aufräumen damit beginnen, dass man ausprobiert, wie es sich anfühlt, wenn man Unnötiges unterm Bett hervorholt. Fühlt man sich dann leichter? Dasselbe gilt für kaputte Dinge, alte Kleidungsstücke und schlaffe Grünpflanzen: Wäre es nicht an der Zeit, sie loszuwerden?

Laut Fengshui sollte man sich, wenn im Keller viel herumsteht, mit seinem Unterbewusstsein beschäftigen. Den Keller aufzuräumen und in Ordnung zu bringen kann das Befinden erleichtern und helfen, einen Schritt in Richtung der nächsten gesunden Veränderung zu tun. Fengshui besagt, man sollte alles, was man besitzt, wirklich mögen. Wenn mich ein Ding an etwas Unangenehmes erinnert, wozu soll ich es aufbewahren? Ich versuche gerade, streng darauf zu achten, dass ich nur Sachen zu Hause habe, die ich mag und die gute Laune verbreiten. Und wenn ich etwas Neues nach Hause bringe, bringe ich etwas anderes weg. Auch bei den Spielsachen der Kinder versuche ich, eins wegzugeben, sobald ein neues angeschafft wird.

Ich habe festgestellt, dass Ordnung Ordnung nach sich zieht, und zurzeit mag ich es, wenn die Dinge sauber aufgeräumt sind. Ich mag die kleinsten Handgriffe, die zur Ordnung beitragen, zum Beispiel spüle ich immer gleich ab. Wenn man sich bedrückt fühlt, bleiben solche Dinge leicht liegen, und das wiederum belastet den Geist zusätzlich. Wenn die Arbeitsfläche in der Küche sauber und das Geschirr abgewaschen ist, fühlt man sich leichter und kann auch möglicherweise leichter einschlafen.

Ich glaube, die KonMari-Methode und andere Methoden, Dinge loszuwerden, sind deswegen so beliebt, weil sie uns einen natürlichen Serotoninboost verschaffen. Bei vielen verstärkt die Methode das Gefühl, das Leben unter Kontrolle zu haben. So wird gelehrt, dass, wenn man morgens das Bett macht, der Tag besser wird. Wenn man gleich am Morgen etwas Sichtbares vorzuweisen hat, bekommt man auch eine erfrischende Dosis Dopamin.

Die Technologie ist ein Teil unserer physischen Umgebung, und um die Ordnung unseres Geistes zu unterstützen, müssen wir auch da Ordnung halten. Was siehst du, wenn du deinen Computer einschaltest, um einen neuen Arbeitstag zu beginnen: Sind die Ordner und Thumbnails logisch gruppiert? Und dein Handy und Tablet, findest du sie sofort? Fordert jede App deine Aufmerksamkeit mit einem Ton oder einem roten Punkt?

Das Aufräumen von Geist und Umgebung setzt Serotonin frei und schafft Entspannung, Klarheit und das gute Gefühl, sein Leben im Griff zu haben.

GRENZEN SCHAFFEN ORDNUNG UND SICHERHEIT

»Du bekommst, was du duldest.«

Anonym

Grenzen sind die physische und emotionale Trennlinie zwischen uns und anderen. Mit ihrer Hilfe teilen wir mit, was wir brauchen und erwarten. Indem wir klare Grenzen ziehen, bringen wir mehr Ordnung und Sicherheit in unser Leben.

Für mich, wie für viele »starke Frauen«, war es typisch,

dass ich meine Grenzen aus den Augen verlor. Ich glaubte lange, dass ich anderen einen Dienst erweise, wenn ich flexibel bin und mich übermäßig anpasse. Ich war sogar lange stolz auf diese Fähigkeit, die mich dann aber unmerklich in Situationen brachte, die von meinen Werten weit entfernt waren.

Erst in den letzten Jahren habe ich wirklich verinnerlicht, wie gesunde Grenzen Sicherheit und eine gesunde Beziehung schaffen, sowohl bei der Arbeit als auch in einer Partnerschaft, mit Freunden genauso wie mit den Kindern.

Ohne gesunde Grenzen verlieren wir die Fähigkeit, unsere echten Gefühle und Bedürfnisse zu äußern. Wir sitzen bis spät in die Nacht über der Arbeit, weil wir den Chef nicht enttäuschen wollen. Obwohl wir selbst mit der Kraft am Ende sind, hören wir den Freunden zu, die uns ihre Probleme schildern. Wir erfüllen uns unsere Wünsche nicht, weil wir unseren Eltern gefallen wollen. Wir ändern unser Verhalten, weil wir glauben, das verbessert unsere Beziehung.

Diese Zugeständnisse belasten uns nach und nach, und es zeigen sich allmählich verschiedene Symptome. Dinge und Menschen beginnen uns zu stören, uns Angst zu machen, und man hat das Gefühl, sein Leben nicht mehr in der Hand zu haben. Indem wir klare Grenzen setzen, schützen wir unsere Gesundheit und erweisen damit auch anderen Menschen einen Dienst.

Man braucht viel Mut und vor allem Eigenliebe, um von alten und oft schon als Kind erlernten Mustern der Grenzenlosigkeit abzuweichen. Für den Anfang reicht es schon, innezuhalten und die eigenen Grenzen zu beobachten: Wo möchte ich eine Veränderung?

Sich die eigenen Werte klarzumachen hat auch mir geholfen, meine Grenzen zu ziehen. Welche Werte will ich nicht aufgeben? Wo bin ich bereit, mich zu beugen? Wie will ich behandelt werden? Inwieweit erlaube ich es anderen, Einfluss auf mein Leben zu nehmen?

Das Selbstwertgefühl spielt eine wichtige Rolle dabei, wo wir Grenzen ziehen. Als ich meine Arbeit nicht wertschätzte, war ich jederzeit bereit, sie beiseitezulegen. Als ich mich menschlich nicht respektierte, ließ ich Grenzverletzungen zu, die ich heute nicht mehr durchgehen lassen würde. Sobald ich mehr Facetten finde, die mir wirklich wichtig sind, will ich sie beschützen und Grenzen ziehen, die es mir ermöglichen, meine Superkräfte zu nutzen und meinen Weg zur Bedeutung fortzusetzen.

Gesunde Grenzen zu ziehen gibt Kraft. Das ist nicht egoistisch, sondern freundlich und liebevoll.

AUFGABE: SEROTONIN UND ORDNUNG

Überlege dir Antworten auf die folgenden Fragen.
Wenn du willst, schreibe sie auf.

1. In welchem Zustand sind dein Geist und dein Zuhause?
2. Wie könntest du mehr Ordnung in deinen Geist und dein Zuhause bringen?
3. Wo ziehst du die Grenze zwischen dir und anderen?

ÜBUNG: BRING SEELENFRIEDEN IN DEIN ZUHAUSE

Überlege zuerst, was dich zu Hause stört. Wie soll es nach dem Aufräumen bei dir aussehen?

Am besten teilst du das Projekt Aufräumen in kleine Schritte ein. Wie wäre es, wenn du bei der Sockenschublade, den Badezimmerschränken oder der Kommode anfängst? Konzentriere dich auf eine Sache. Du kannst die Dinge auch nach Themen durchgehen und alle Zeitungen, Bücher oder Küchenutensilien aufräumen.

Plane im Voraus, wie lange du aufräumen willst. Leg alle gleichen Sachen auf einen Haufen, um zu sehen, wie viele es sind. Such die heraus, die du behalten willst. Überleg dir, wo du sie aufbewahren willst.

Teile die restlichen auf: Welche kommen in den Secondhandladen und welche werden weggeschmissen? Bleib bei deiner Entscheidung und bring das, was wegsoll, sofort vor die Tür und möglichst bald in den Secondhandladen, damit es nicht mehr lange in den Schränken herumliegt. Lege nur die Sachen in den Schrank zurück, die du wirklich behalten willst.

Welche Anordnung erleichtert dir den Alltag? Such für alles einen Platz. Platziere das, was du oft brauchst, an leicht erreichbaren Stellen, die seltener benötigten Sachen oben in die Schränke und hinten in die Regale.

Überleg dir einen Platz für getragene Kleidungsstücke. Sie könnten ein eigenes Regal bekommen, einen Haken hinter der Tür oder einen Bügel am Kleiderständer. Stell dir dein Outfit für den nächsten Tag aus diesen Kleidern zusammen, dann können sie sich nicht häufen.

Wenn es schnell gehen muss, ist es hilfreich, nur Kleider im Schrank zu lagern, die zur Jahreszeit und zueinander passen. Leg die anderen weg. Hol eine neue Garnitur hervor, sobald die Jahreszeit wechselt oder wenn dir danach ist.

Räum dein Zuhause täglich auf und behalte die Menge der Dinge im Auge. Wenn du was Neues anschaffst, sortiere etwas anderes aus. Bring nur Schönes und Nützliches nach Hause.

6. ANERKENNUNG

Du verdienst Anerkennung

Neben Sicherheit und Ordnung finden wir eine weitere Serotoninquelle in der Anerkennung, die wir von anderen Menschen bekommen.

Das Gehirn belohnt uns für alles, was wir fürs Überleben tun. Wenn wir wertgeschätzt werden, verstößt uns die Gruppe nicht, im Gegenteil, in dem Moment haben wir eine gute soziale Stellung. Es tut gut, in einer Besprechung für seine Ideen ein anerkennendes Nicken zu bekommen, das ermutigt, mehr Gedanken und Ideen zu teilen. Wenn niemand nickt, bringt uns das normalerweise dazu, unser Verhalten zu ändern.

In der Hierarchie der Tiere bedeutet eine hohe Stellung bessere Überlebenschancen, denn die Männchen in hoher Stellung haben bessere Chancen, sich zu paaren, und die Nachkommen eines Weibchens in hoher Stellung haben bessere Überlebenschancen. In der Evolution bleiben die erfolgreichsten Individuen am Leben, und ihre Eigenschaften werden weitervererbt. So lebt also der Erfolgsdrang immer noch in uns.

Im Namen der Gleichberechtigung mögen wir denken, dass der Rang heutzutage nicht mehr wichtig ist, aber immer noch beobachten wir instinktiv, wo wir im Vergleich zu anderen stehen. Diese Eigenschaft schützt uns einerseits davor, Kämpfe anzufangen, die wir sicher verlieren würden. Andererseits kann es einen deprimieren oder sogar ärgern, wenn man sich gerade das allerneuste Statussymbol angeschafft hat und der Nachbar sofort das gleiche kauft.

Können wir Serotonin freisetzen, indem wir uns selbst Wertschätzung zuteilwerden lassen? Ja. Freu dich über das, was du erreicht hast. Beginne damit, auf etwas stolz zu sein, was du heute getan hast. Dein Stolz muss so groß werden, dass du dich traust, jemandem zu sagen: »Sieh mal, was ich geschafft habe.« Durch Übung lernt man, Anerkennung zu bekommen, und wenn nicht, stirbt man davon nicht. Nur wenige später weltberühmte Künstler wurden zu Lebzeiten bejubelt, trotzdem machten sie weiter. Gleichzeitig wird jemand, der Angst hat, dass der Applaus verstummt, nicht loslassen, obwohl er eigentlich gern etwas anderes machen würde.

Denkst du dran, dich selbst in positivem und anerkennendem Ton anzusprechen? Unser Gehirn hört auch den inneren Monolog. Wenn du dich darauf versteifst, bei dir und in dem, was du machst, Fehler zu suchen, wird es dir schwerfallen, Komplimente anzunehmen. Weiterhin solltest du nie vergessen, dass es auch stumme Anerkennung gibt. Es muss nicht immer lautes Klatschen oder grelles Rampenlicht sein.

Es lohnt sich zu überlegen, ob es sich bei deinen Freunden um Menschen handelt, die ehrlich auf dich stolz sein können. Die Größe des Freundeskreises ersetzt nicht dessen Qualität. Such möglichst oft die Gesellschaft von Menschen, die dich wertschätzen und dafür sorgen, dass du dich wichtig und anerkannt fühlst.

Du erweist dir auch dadurch Respekt, dass du dir Freude schenkst. So werden zwei Liebeshormone freigesetzt, Dopamin und Serotonin. Gute Laune drosselt auch die Produktion der Stresshormone, steigert die Kreativität und den Wunsch, die eigenen Grenzen zu überschreiten. Und sobald man das Rezept für beständige Liebe beherrscht, kann man leichter und öfter Freude verspüren.

Gönne dir jeden Tag einen Moment der Freude. Tu Dinge und geh an Orte, die du magst. Nimm dir diese Zeit für dich.

Meine Eltern mögen es, Picknicks zu veranstalten und draußen Kaffee zu trinken. Von März bis November decken sie den Terrassentisch mit einem karierten Tischtuch. Diese Tradition pflege ich auf meine Art: Ich nehme heißen Kaffee in einer Thermosflasche mit und gehe in den Wald oder an den Strand. Gemeinsam mit den Kindern sehe ich zu, wie die Sonne untergeht und die Landschaft in warme Farben taucht, und schaffe damit eine frohe Ferienstimmung im Alltag. Mit der Älteren sahen wir früher vom steilen Ufer Hollywoods auf den Pazifik, mit dem Jüngeren picknicken wir am Ufer der Ostsee und im heimischen Wald. Was für alltägliche Freudenquellen kannst du deinem Tag hinzufügen?

»Plane Freude ein.«

Michelle Obama

Freude könnte man für etwas halten, das spontan entsteht und einfach so da ist. Aber genauer betrachtet geschehen ein Picknick im Park, eine Geburtstagsfeier oder ein Spaziergang mit einer Freundin nicht von selbst, jemand muss die Idee haben, so etwas zu organisieren.

Bei Kindern entsteht Freude ganz mühelos, weil jemand anders sie plant und Verantwortung trägt. Deswegen kann es geschehen, dass man als Erwachsener denkt, das Leben sei freudlos geworden. Auch hier können wir die Zügel in die Hand nehmen und Gute-Laune-Momente planen, wie die ehemalige First Lady der Vereinigten Staaten es rät.

Neben größeren Plänen und Zielen müssen wir kleine Quellen des Glücks auftun, die schnell sprudeln. Der Alltag und die Agenda füllen sich schnell mit allerhand, so dass wir leicht die eigene Freude vergessen oder uns die Zeit dafür nicht abzwacken. Auch das führt dazu, dass wir per Autopilot von Woche zu Woche trotten. Wir brauchen täglich positive Impulse. Michelle Obama erzählt, dass ihr in den acht Jahren im Weißen Haus die Kinder Freude bereiteten. »You gotta bring me some kids because these adults don't bring me joy.« – Ich will mit Kindern zusammen sein, denn diese Erwachsenen wecken in mir keine Freude, habe sie gesagt.

Der schlimmste Feind der Freude ist Zynismus. Der Komponist Leonard Bernstein bezeichnete Zynismus als Verkalkung. Er erinnert uns daran, wie wir unsere Stimme als Babys ganz verschieden einsetzen, wir prusten, wir knurren, wir kreischen. »Wenn wir älter werden, werden wir zynisch und ersticken unsere Liebe allmählich mit neu Erlerntem. Wir löschen unsere Neugierde aus und verkalken.«

Wir sollten an der Liebe zum Lernen festhalten und sie auch dazu nutzen, über uns selbst etwas zu lernen.

Lachen ist vielleicht das hörbarste Zeichen von Freude. Es hat einen großen Einfluss auf die Gesundheit, wie viele Studien zeigen. Lachen hilft, Stress abzubauen, es unterstützt die Genesung und hebt die Stimmung. Lachen entspannt die Muskeln, man atmet tiefer, und der Blutdruck sinkt. Lachen kann man nicht richtig klinisch randomisiert erforschen, aber in allen Bereichen der Medizin, in denen das Lachen erforscht wurde – einschließlich der Sterbebegleitung –, verband man es mit positiven Wirkungen. Das Lachen scheint das Immunsystem zu stärken, indem es die Stresshormone vermindert.

Schädliche Nebenwirkungen des Lachens wurden nicht beobachtet, man kann also jedem ein Rezept dafür ausstellen.

WIE PLANT MAN FREUDE?

Unlängst ließ ich mich vom Thema Veränderung inspirieren und organisierte eine große Party. Im Lauf des Abends dachte ich daran, wie viel Kraft mir meine lieben Freunde in verschiedenen Lebensphasen geben, und fühlte tiefe Dankbarkeit. Ohne sie hätte ich viele Veränderungen nicht vorgenommen oder zumindest viel länger dafür gebraucht.

»Party« klingt oberflächlich, aber darin steckt viel Kraft. Aus Begegnungen und tiefen Gesprächen kann man noch lange Energie schöpfen. Tanzen und Lachen und vielleicht auch einige Tequilas fahren das Gehirn herunter. Obwohl ich am nächsten Tag todmüde war, weil ich zu wenig geschlafen hatte, fühlte ich mich gestärkt und glücklich. Ich versprach mir, mindestens zweimal im Jahr innezuhalten, um Spaß zu haben und das Leben und meine Freunde zu feiern.

Freudenquellen zu planen ist nicht egoistisch, denn wenn es dir gut geht, kannst du so auf deine Umgebung wirken, dass es auch den anderen besser geht. Ein entspannter Geist ist auf jeden Fall kreativer und produktiver.

Beginne damit, dass du dir Dinge überlegst, auf die du Zeit verwenden willst. Probiere Verschiedenes aus, was dich interessiert, dann merkst du, was dir am attraktivsten erscheint und womit du weitermachen willst.

Beobachte, wie du deine Zeit gerade verwendest. Sind auf der To-do-Liste deiner Agenda oder deiner Gedanken Dinge, die nur aus Gewohnheit dahin gelangt sind? Machen sie dir Spaß? Wenn nicht, überlege, ob du darauf verzichten kannst.

Plane für jede Woche ein oder zwei Dinge, die dir Freude bereiten. Du brauchst dabei nicht allzu systematisch oder definitiv zu planen. Das Wichtigste ist, dass du merkst, wie in jeder Woche freudige Dinge Platz finden, wenn man dafür eine Stunde oder zwei reserviert.

Rechne nach, ob du etwas Geld für dich beiseitelegen kannst. Was würdest du tun, wenn dir eine bestimmte Summe nur zum eigenen Vergnügen zur Verfügung stehen würde? Würdest du in ein Café gehen oder zur Massage, oder würdest du eine Kurzreise unternehmen?

Wenn du vor dem Schlafengehen ein Buch lesen willst, dir deine Abende aber irgendwie entgleiten, notiere einen Termin in deinem Kalender. Wenn du eine Besprechung oder eine Fitnessstunde im Kalender vermerkst, bleiben sie dir auch als wichtig im Gedächtnis. Gib deiner Freude genauso viel Gewicht. Wenn du etwas Schönes planst, gibst du dir das Versprechen, dass es tatsächlich eintritt.

Denk auch daran, jeden Tag eine Verschnaufpause einzulegen. Unterbrich deinen Alltag und tu etwas, was du gern tust. Hör deinen Lieblingssong, verlege deine Kaffeepause in den Park, überrasche eine Freundin mit einem Anruf. Kleine Momente des Loslassens sind unbezahlbare kleine Freuden, mit denen du dein Wohlgefühl stärkst und Liebe um dich verbreiten kannst.

BEGABUNG ZEIGT SICH NACH UND NACH

Was kannst du gut? Wo stecken deine speziellen Superkräfte?

Über diese Fragen musste ich selbst lange nachdenken, denn dazu zählen auch geheime Träume. Es dauerte lange, bis ich mir eingestand, worin ich gut bin und was ich machen will. Manchmal können auch die innere Stimme, die eigene Begabung und die Freude am Tun mit den Erwartungen anderer in Widerspruch geraten.

Ich habe jahrelang mit den Erwartungen gerungen, die an eine Ärztin gestellt werden. Erst als ich mit anderen Menschen sprach und ihnen Ratschläge erteilte, wie sie die Begabungen, die ihnen geschenkt wurden, sinnbringend einsetzen, kam ich drauf, über meine eigenen Stärken nachzudenken. Zu meiner Freude kann ich jetzt sagen, dass ich im Job Dinge tue, die ich schon in meiner Jugend mochte.

Wenn wir es schaffen, die eigenen Stärken und unser Potenzial zu nutzen, bekommen wir oft Anerkennung. Das wiederum bestärkt uns in unserer Wahl. Jeder von uns hat Tage, an denen er an seinen Begabungen zweifelt. Dann ist ein Feedback Gold wert. Vor einiger Zeit dachte ich darüber nach, ob Posts in sozialen Medien oberflächlich sind und wie ich mich als Ärztin dort präsentieren soll. Zur gleichen Zeit schrieb mir ein Instagram-Follower, wie sehr ihn mein Account ermutigt, inspiriert und ihm Kraft gegeben hat. Als Dank hatte er mir ein Bild gemalt. Das wiederum bestärkte mich, auf dem gewählten Weg zu bleiben. Dieses schöne Feedback hat mich daran erinnert, wie wichtig es ist, den Menschen zu danken, die unser Leben beeinflussen. Wenn wir Anerkennung aussprechen, verbreiten wir Sicherheit und Bestärkung.

Viele tragen ihre Vergangenheit als Ballast mit sich herum.

Ich glaube fest daran, dass sich diese Altlasten in Kraftreserven umwandeln lassen. Wenn man schwere Erfahrungen in Kreativität ummünzen kann, entsteht daraus oft etwas, was in anderen, schmerzlichen Gefühlen Resonanz findet und sie damit heilt. So fordert es beispielsweise viel Schmerz, im Spitzensport und in der Kunst Erfolg zu haben. Umgekehrt bewegen und heilen uns Sport und Kunst.

Es ist nie zu spät, etwas Neues zu beginnen oder mit etwas Vergessenem weiterzumachen. Angesichts von etwas Neuem fühlt man sich möglicherweise unbeholfen, aber wenn man es gern tut, entwickelt man sich schnell. Sobald man etwas kann, wird man auch anerkannt.

Perfektionismus, also das Streben nach Vollkommenheit, sollte man gleich aufgeben, er tut weder Gehirn noch Geist gut. Jeder muss irgendwo beginnen, und nur wenn wir uns auch mögliche Fehler zugestehen, können wir wachsen und uns entwickeln.

VORSICHT VOR DER SOCIAL-MEDIA-FALLE!

Bei akutem Herzschmerz beginnen viele, sich die verlorenen Liebeshormone aus den sozialen Medien zu holen. Bestätigung und Anerkennung und den daraus folgenden Serotoninboost kriegt man leicht, wenn man schöne Bilder von sich postet. Es ist prickelnd, auf Kommentare und Likes zu warten und zu fühlen, wie das Dopamin sprudelt.

Vor allem die Filter von Snapchat und Instagram verführen leicht dazu, sich ein neues Aussehen zu verpassen: größere Augen, vollere Lippen und ebenmäßigere Haut. Das echte Ich scheint einem allmählich fremd, alt und sogar hässlich. Sobald es Kommentare regnet, fühlt man sich einen Moment lang gut, aber schon bald muss ein neues Foto gepostet werden. Und noch eins. – Wenn die sozialen Medien Zigaretten wären, gäbe es viele Kettenraucher.

Instagram, TikTok und Co. machen süchtig wie die leeren Kalorien im Kuchen. Eine Zeitlang fühlt man sich gut, aber der Körper verlangt nach richtiger Nahrung. Eine Hefeschnecke pro Woche kann guttun, aber wenn Kuchen und Fastfood die Hauptnahrungsquelle sind, geht es uns schlecht. Die sozialen Medien machen, dass wir unser Leben unwillkürlich mit anderen gefilterten Leben vergleichen, und die Gefühle von Unzulänglichkeit und Neid, die daraus entstehen, stoppen die Ausschüttung der Liebeshormone.

Ein Daumen hoch wird nie ein echtes Lächeln ersetzen und ein Herz-Emoji keine Umarmung. In den sozialen Medien leben wir mit beständigem Oxitocindefizit, und Studien zeigen, dass häufiger Konsum die Neigung zu Depression und Angstzuständen verstärkt.

»Die sozialen Medien stören das Gleichgewicht der Liebeshormone.«

Die sozialen Medien spiegeln uns die Illusion unendlicher Möglichkeiten vor. Tinder scheint zum Beispiel das Paradies für Menschen mit Bindungsangst zu sein. Sobald sich eine feste Beziehung anbahnt und der erste Serotoninabfall und damit die Angst kommen, kann man verschwinden und einen neuen Köder auswerfen. Und siehe, es gibt neues Dopamin. Auf der anderen Seite fühlt sich das geghostete Gegenüber enttäuscht und unzulänglich, und der Kreis von Angst und Unruhe schließt sich. Wenn wir unser Gleichgewicht gefunden haben und unseren eigenen Wert kennen, sind auch die sozialen Medien ein sicherer Ort, und wir können unseren Verbrauch selbst eingrenzen. Ich habe festgestellt, dass ich mich, statt Bestätigung zu erwarten, inzwischen darauf konzentriere, nützliche Informationen zu suchen und Neuigkeiten zu verbreiten, die mir wichtig erscheinen.

Oft ist unser Bild von uns und unseren Fähigkeiten sehr beschränkt. Wir haben ein gewisses Image von uns vor Augen. Wenn wir uns trauen, aus der Schablone herauszutreten, werden wir überrascht sein, wozu wir fähig sind, und empfinden mehr Selbstachtung. Stell dir also regelmäßig neue Aufgaben und halte inne, um deine Kunstfertigkeit zu bewundern. Reifen wechseln, einen Baum pflanzen, die Küche neu streichen, Holz hacken, ein neues Gericht kochen – das sind alles wunderbare Serotoninbooster. Etwas durch eigener Hände Arbeit herzustellen wirkt lange positiv nach.

SO BEHÄLTST DU DEINEN MEDIENKONSUM IM GRIFF

Prüfe, was für Gefühle die Accounts, denen du folgst, bei dir zurücklassen. Entfolge denen, die negative Gefühle bei dir erzeugen, oder halte wenigstens inne, um zu überlegen, warum das so ist. Beschränke dich auf die Leute, die dich inspirieren, dich ermutigen und dich auf deinem Weg zur Erfüllung deiner Träume und zu einem gesunderen Selbst begleiten.

Wenn man weniger Zeit in den sozialen Medien verbringt, bleibt mehr Gelegenheit für andere gute Dinge. Die zusätzliche Zeit und Momente der Langeweile fördern die Kreativität. Die Einschränkung des Medienkonsums beruhigt und lindert den Stress – wir brauchen nicht jeden Informationsschnipsel oder Nachrichten und Fake News über alles, was auf der Welt passiert. Man vergleicht sein Leben wesentlich weniger mit dem anderer, die Beziehungen im wirklichen Leben festigen sich, man schläft mehr und besser. Zielloses

Surfen im Netz bringt einen um das Leben im Augenblick und schafft Unruhe. Im Hier und Jetzt präsent zu sein tut uns gut.

In einer dänischen Studie, für die die Teilnehmerinnen eine Woche lang auf Facebook verzichteten, stieg deren positive Stimmung, und sie waren mit ihrem Leben zufriedener. Wenn du merkst, dass die sozialen Medien zu viel von deiner Aufmerksamkeit und deiner Zeit fordern, versuche Folgendes, um ihren Gebrauch einzuschränken:

- Deaktiviere die automatischen Benachrichtigungen, damit dich dein Smartphone nicht pausenlos zum Surfen auffordert. Setze streng begrenzte Zeiten fest, zu denen du ins Netz gehst.
- Benutze die sozialen Medien nicht zur Prokrastination, sondern um dich für getane Arbeit zu belohnen. Sag dir, du darfst ein Programm erst öffnen, wenn du mit der Arbeit fertig bist. Leg dein Smartphone außer Sichtweite, sonst erhöht sich dein Cortisolspiegel. Der steigt übrigens auch, sobald du Handytöne hörst, ja sogar schon, wenn du an Handytöne denkst. Das Cortisol bringt uns dazu, ständig das Smartphone zu checken, was zum Zwangsverhalten werden kann, bei dem das Stresslevel dauernd hoch bleibt. Wenn du deiner Selbstdisziplin nicht traust, lösch die Programme ganz vom Smartphone oder lade eine App, die die sozialen Medien in von dir vorgegebenen Zeiten blockiert.

Wusstest du, dass wir in Erwartung negativer Onlinekommentare zu spüren meinen, wie das Handy in der Tasche vibriert, obwohl das gar nicht der Fall ist? Ein unruhiger Geist und eine Erwartungshaltung verursachen Phantomvibrieren auch in positiven Situationen, wie dann, wenn wir den Anruf von jemand Wichtigem erwarten.

Inmitten von Veränderungen und schwierigen Phasen sollte man seine Liebeshormone aus möglichst natürlichen und beständigen Quellen beziehen: aus echten Begegnungen, Berührungen, Dankbarkeit, Erfahrungen mit sich selbst, Formulieren von Träumen und dem Weg zu ihrer Verwirklichung sowie der Hilfe, die wir anderen zukommen lassen.

Sind die Liebeshormone im Gleichgewicht, verliert man auch in den sozialen Medien nicht so leicht die Zügel aus der Hand.

STRESS SCHÄDIGT DAS SEROTONINSYSTEM

Wenn man sich mit Serotonin auseinandersetzt, sollte man sich auch mit Stress genauer befassen, denn dieser nimmt vielfältig Einfluss aufs Serotoninsystem. Die konkreten Auswirkungen hängen unter anderem von der Dauer und Art des Stresses ab sowie von den individuellen Genen und der geistigen Flexibilität. Die Neurowissenschaften liefern immer neue Informationen, aber wir können fast sicher sagen, dass das Stresshormon Cortisol einer der schlimmsten Faktoren ist, die das Serotoninsystem schädigen.

In einer Stresssituation schüttet unser Körper neben Cortisol auch noch andere Botenstoffe wie Adrenalin und Noradrenalin aus. Wenn die Belastung kurz ist und eine Ruhephase folgt, ist der Stress positiver und nützlicher Stress, der die Leistung verbessert. Besonders zu Beginn fühlt man sich konzentriert, entschlossen und energiegeladen. Hunger- und Schmerzgefühle verschwinden. Adrenalin wird nicht umsonst als »Kampfhormon« bezeichnet.

Ein beständig hohes Level an Stresshormonen hingegen schadet uns. Es erhöht die Entzündungsgefahr und senkt das Level der Sexualhormone, erhöht die Neigung zu Depressionen, Gedächtnisstörungen und Lustlosigkeit. Die unter Stress rotglühende Amygdala macht uns für Herz- und Kreislauferkrankungen empfänglich, denn sie regt das Rückenmark an, mehr weiße Blutkörperchen zu produzieren, was wiederum die Entzündung der Arterien begünstigt.

Wenn zu wenig Serotonin im Kreislauf ist, brechen Angst und Wut leicht an die Oberfläche. Auch Aggressivität und Ungeduld können ansteigen. All das kann sich in zwischenmenschlichen Beziehungen widerspiegeln und dadurch die Belastung noch mehr steigern. Wenn eine Angstreaktion einsetzt, sehen wir die Welt nur noch durch unsere eigene schmale Linse. Traumata kommen an die Oberfläche, und die oberste Krise wird verstärkt.

»Wir sind abhängig von unseren Stresshormonen.«

Leider kann man nach der Energie, die die Stresshormone mit sich bringen, auch süchtig werden. Statt innezuhalten, laden wir uns dann immer mehr auf. Stresssüchtige mögen es, voller Energie zu sein, die sie dazu bringt, auf irgendeine Weise an ihre Grenzen zu stoßen, indem sie lange arbeiten, von Besprechung zu Besprechung rennen, auf Hochtouren trainieren, ihre Nahrung streng einschränken oder rund um die Uhr Party machen.

Einige Stresssüchtige machen keinen Urlaub, weil sie ihn für Zeitverschwendung halten. Sie kommen vom Computer und von ihren smarten Geräten nicht los, weil sie nichts verpassen wollen. Schlaf halten sie für überbewertet, im Verkehr ignorieren sie die Geschwindigkeitsbegrenzungen; wenn sie spazieren gehen, dann wie ein Leistungsgeher; sie müssen die Sätze anderer beenden, und Warten ist ihnen eine Qual. Es immer eilig zu haben ist ein Zeichen für einen hohen

Stresshormonspiegel. Mitten im Stress fühlt man sich, als liefe man gegen die Uhr.

In diesem Stil erledigt man vieles und fühlt sich, als lebte man aus dem Vollen, aber Stresssucht tut der Gesundheit nicht gut. Irgendwann kommt der Moment, in dem man stehen bleiben muss. Wenn man von dieser Sucht loskommt, scheint man plötzlich wieder mehr Zeit zu haben.

Ich habe selbst erfahren, wie es ist, wenn man sich vor lauter Begeisterung zu viel auflädt. In meiner neu gegründeten Firma waren meine Teilhaber und ich so voller Eifer, dass wir bis spät in die Nacht planten und arbeiteten. Mir schadeten diese späten Brainstormings, denn meine Gedanken kreisten immer um die Arbeit, und ich fand keinen Schlaf. Heute schätze ich ruhige Abende und sehe zu, dass ich auch tagsüber immer mal wieder zum Verschnaufen komme. Ich erinnere auch meine dopamingeprägten Freunde gern daran, dass es an der Zeit für eine Pause ist, wenn ich merke, dass ihnen die Zügel entgleiten.

WAS TUN BEI STRESS?

Wenn die Anforderungen des Lebens über ein erträgliches Maß hinauswachsen, zeigt sich der Stress mitunter in Form von Kopfschmerzen, Muskelverspannungen, Bauchweh oder Schwindel. Man ist gereizt, apathisch oder ängstlich. Man leidet unter Gedächtnislücken, wird leicht wütend, das Selbstwertgefühl ist am Boden, und man bewegt sich ungeschickt. Ein Mensch im Stress stürmt manchmal hin und her, ohne viel zu erreichen.

Was kannst du tun, wenn du merkst, dass du gestresst bist? Fang an, dich zu entspannen, indem du ein paar Mal konzentriert ein- und ausatmest, ruhig und tief. Unter Stress atmen wir schnell und oberflächlich, im schlimmsten Fall hyperventilieren wir.

Den Atem tief aus der Lunge spürt man im ganzen Körper. Wenn wir langsamer atmen und das Zwerchfell aktivieren, beeinflusst das den Vagusnerv. Ich nenne ihn Liebesnerv, denn er ist ein fester Bestandteil des Systems andauernder Liebe. Tiefes Atmen und das Entspannen des Liebesnervs bauen die Stresssymptome effizient ab.

Wenn möglich, mache in schwierigen Situationen einen Spaziergang. Eine Wanderung im Wald und die Naturnähe bauen Stress effizient ab, sie vermindern Angstzustände und heben die Stimmung. Schon zwanzig Minuten in der Natur haben eine positive Wirkung, und je öfter und regelmäßiger du Zeit im Grünen verbringst, desto beständiger und effizienter sind die Auswirkungen. Interessant, dass der Wald positiv auf uns wirkt, ganz gleich, ob wir es darauf anlegen oder nicht.

Unschlagbar ist die Verbindung von Bewegung und Sonne. Das Sonnenlicht beeinflusst die Serotoninproduktion wesentlich. Unter den nördlichen Bedingungen in Finnland produziert unser Gehirn im Winter nur spärlich Serotonin, aber sobald es im Frühling heller wird, beginnt es zu sprudeln. Ich liege oft auf einer Matratze unter dem Fenster und lasse mir die Haut von der brennenden Sonne wärmen, während mein Körper Serotonin ausschüttet.

Erwiesenermaßen stärkt Bewegung die Nervenbahnen zwischen Stirnlappen und Amygdala und intensiviert die Aktivität des Hippocampus, was unsere Fähigkeit stärkt, Angstgefühle zu beherrschen. Zwei-, dreimal wöchentlich kurz Sport zu treiben, bis der Puls steigt, beruhigt und hindert uns daran, zu heftig auf Reize aus der Umgebung zu reagieren. Ganz nebenbei werden dabei auch das Gedächtnis und die Lernfähigkeit verbessert.

Sollten die Alarmsysteme des Körpers aus irgendeinem Grund spürbar überaktiviert sein, kann man den pulsbeschleunigenden Sport so gestalten, dass man erst ganz ungefährlich spazieren geht und die Geschwindigkeit allmählich steigert. Das Gehirn lernt, dass es normal ist, wenn der Puls schneller wird, und dass man sich nicht davor fürchten muss. Ich habe mir im Netz secondhand einen Hometrainer gekauft und auf den Balkon gestellt, so dass ich meinen Puls jederzeit mit einem Sprint beschleunigen ... und dabei einen Podcast hören kann. Welche Methode, den Puls zu beschleunigen, passt am besten zu dir?

Auch Massagen wirken erwiesenermaßen positiv auf Stress. In einer groß angelegten Studie zeigte sich die Wirkung einer Ganzkörpermassage auf das Cortisol-, Dopamin- und Serotoninlevel. Unter den Probanden waren von schweren Krankheiten und von Burnout gestresste Menschen. Nach der Massage war ihr Cortisolspiegel eindeutig niedriger und der Serotonin- und Dopaminspiegel höher. Die Mechanismen sind noch nicht vollständig bekannt, aber schon die Entspannung und die Berührung an sich bewirken oft, dass man sich gut fühlt.

Auch wenn man an positive Dinge denkt, wird Serotonin freigesetzt. In Versuchen mit Mäusen zeigte sich, dass Depressionssymptome durch Erinnerungen abgemildert werden können, die älter sind als die Depression. Die Depression wird als etwas angesehen, was das Nervengewebe durch irgendeinen Mechanismus daran hindert, an die positiven Erinnerungen zu gelangen, und hier kann ein Therapeut helfen. An positive Dinge zu denken fördert bei uns allen die Serotoninproduktion.

AUFGABE: SEROTONIN UND ANERKENNUNG

Überlege dir Antworten auf die folgenden Fragen.
Wenn du willst, schreibe sie auf.

1. Was kannst du gut?

2. Wie könntest du mehr von dem tun, was du gut kannst?

3. In welcher Situation und von wem fühlst du dich anerkannt? Warum wirst du anerkannt?

ZUSAMMENFASSUNG SEROTONIN

Was ist Serotonin?
Serotonin ist das Zufriedenheitshormon. Vom Serotonin hängt es ab, ob wir uns mit anderen wohlfühlen und ihnen vertrauen. Es ist weiterhin das Molekül der Willenskraft, und wir brauchen es, um Entscheidungen zugunsten unserer Gesundheit zu treffen. Serotonin hilft uns, den goldenen Mittelweg zu wählen.

Wo liegen die beständigen Serotoninquellen?
Im Modell der beständigen Liebe entspringt Serotonin aus drei Quellen, die unsere Gesundheit fördern: Sicherheit, Ordnung und Anerkennung.

Wie kann ich eine beständige Serotoninausschüttung anregen?
Mach dir klar, wovor du Angst hast und warum. Lerne, den täglichen Stress abzuschütteln. Wenn die Angst abnimmt und der Stress nachlässt, fühlst du dich sicherer. Sei mit deinem Leben zufrieden und verbreite auch in deinem Umkreis ein Gefühl der Sicherheit.
Genieße die Ordnung. Die Welt wütet, aber die Ordnung in deinem Kopf und in deiner Wohnung unterstützt deine geistige Entspannung. Prüfe deinen Technikkonsum, und schränke ihn ein, wenn er überhandgenommen hat. Hilf anderen, dadurch fühlst du dich besser, aber denk dran, das Gleichgewicht zwischen dir und deiner Umgebung beizubehalten.

Frag deine Freunde, wofür sie dich wertschätzen. Erkenne dich selbst an, und sei stolz auf das, was du erreicht hast. Vergiss das Streben nach Perfektion. Überlege, wie du heute positiv auf andere gewirkt haben könntest.

ZEHN MÖGLICHKEITEN, DIE SEROTONIN-AUSSCHÜTTUNG ZU STEIGERN

Das Gefühl von Sicherheit, Ordnung und Anerkennung kannst du täglich mit kleinen konkreten Schritten steigern.

1. Mach ein Nickerchen
Wenn du müde bist, darfst du schlafen. Die optimale Länge eines Nachmittagsschlafs ist zehn bis zwanzig Minuten.

2. Ruf einen Freund oder eine Freundin an
Wenn du dich gestresst fühlst, kann schon ein Gespräch mit jemandem, der dir nahesteht, helfen. Ein guter Freund bringt deine Liebeshormone zum Sprudeln.

3. Geh hinaus
Ein Aufenthalt in der Natur und ein Waldspaziergang bauen Stress ab und stärken die Abwehrkräfte. Zwei Stunden pro Woche im Wald oder im Park spazieren zu gehen reicht, um die Stimmung positiv zu beeinflussen. Wenn es die Umstände erlauben, versuche, barfuß spazieren zu gehen. Wenn man es regelmäßig betreibt, verbessert es den Allgemeinzustand auf vielen Ebenen. Bewege dich auch dann, wenn dir überhaupt nicht danach ist.

4. Umarme jemanden
Den Partner, ein Kind, eine Freundin, einen Bekannten oder ein Haustier zu umarmen senkt das Stresslevel. Vergiss nicht: wenn du gestresst bist, ist es dein Hund auch.

5. Komm zur Ruhe
Gönne dir guten und genügend Nachtschlaf, denn Schlaf reinigt das Gehirn und bereitet uns bestens auf den nächsten Tag vor.

6. Führe Buch

Das Sicherheitsgefühl steigt auch, wenn man weiß, dass man seine Sachen, soweit es geht, unter Kontrolle hat. Über Einnahmen und Ausgaben Buch zu führen hilft, die Bewegungen im eigenen Haushalt zu beobachten. Akzeptiere trotzdem, dass nicht alles beherrschbar ist.

7. Hör auf, dich zu quälen

Wenn du merkst, dass du dir oft Sorgen machst und sich deine Gedanken immer um dasselbe drehen, nimm dir jeden Abend eine halbe Stunde Zeit, in der du nichts anderes tust, als dir Sorgen zu machen und alte Dinge auszugraben. Ansonsten denk daran, dass die Zeit, sich Sorgen zu machen, am Abend kommt.

8. Geh den Dingen auf den Grund

Wenn dir ein Schreckensszenario Angst macht, finde heraus, ob die Angst begründet ist und was du dagegen tun kannst. Als ich in meine jetzige Wohnung einzog, fürchtete ich, dass der Wasserspiegel so hoch steigt, dass die Wohnung ihren Wert verliert. Ich suchte überall Informationen, zuletzt rief ich den Bergsteiger Patrick »Pata« Degerman an. Da bekam ich die Sicherheit, dass der Anstieg des Meeresspiegels mein Zuhause in den nächsten hundert Jahren nicht bedrohen wird.

9. Schreib die guten Dinge auf

Mach eine Liste mit fünf bis zehn Dingen, von denen du festgestellt hast, dass sie dir guttun. Nutze sie in stressigen Zeiten, um deinen Akku wieder aufzuladen. Du kannst auch an jedem Abend drei gute Dinge aufschreiben, die du während des Tages erlebt hast.

10. Hilf anderen

Anderen auch nur mit kleinen Handgriffen zu helfen tut erwiesenermaßen gut.

ÜBUNG: ICH BIN TOLL!

Was denkst und hältst du von dir? Hast du oft negative Gedanken und sprichst abwehrend von dir: »Ich kann nicht, ich schaffe das nicht, ich bin schlecht ...«? Sieh dir diese Gedanken näher an. Überlege, ob deine Wahrnehmung richtig ist. Bist du wirklich so, wie du dich glauben machst?

Unser Eigenbild besteht aus Gedanken, mit denen wir uns ent- oder ermutigen können. Lerne, dich wertzuschätzen und dich ebenso schön und ermutigend anzusprechen, wie du es bei deinen Freunden tust. Akzeptiere alle deine Seiten, auch deine Schwächen. Dass du dich magst, obwohl du nicht perfekt bist, ist ein Zeichen von Selbstbewusstsein. Im Lauf des Lebens kann man sein Selbstbewusstsein stärken, wenn man sich selbst kennenlernt.

Dir selbst wertschätzend zu begegnen kannst du trainieren, indem du an deine guten Eigenschaften denkst.

Schreibe zwanzig gute Dinge über dich auf. Was kannst du gut? Was für gute Eigenschaften hast du (zum Beispiel: »Ich habe Humor, bin hilfsbereit, neugierig, gerecht, ruhig, geschickt, vertrauenswürdig, nett ...«)? Was willst du Gutes tun?

Obwohl zwanzig nach einer langen Liste klingt, findest du sicher so viele Dinge. Wenn du das Gefühl hast, es heute nicht zu schaffen, wiederhole die Übung morgen.

Du kannst deine guten Eigenschaften und Stärken in fünf Punkten zusammenfassen. Schreib sie für dich auf eine »Visitenkarte«, die dir deine Stärken zeigt. Mach ein Foto von der Karte, dann hast du sie immer dabei, und sie erinnert dich daran, wie toll du bist.

ÜBUNG: SICHERHEIT BEI REDEN VOR PUBLIKUM

Wir alle brauchen das Gefühl dazuzugehören. Alles, was mit dem Kappen von Verbindungen zusammenhängt, gilt im Unterbewusstsein immer noch als riesige Bedrohung. Die Angst, das Gesicht zu verlieren und von der Gruppe verstoßen zu werden, kann mitunter auf Familiengeburtstagsfeiern aufkommen, wenn man dich gebeten hat, eine Rede zu halten. Du hast die Rede geschrieben, du hältst das Papier in der Hand und fühlst dich gut vorbereitet. Aber sobald du vor den Leuten stehst, beginnt dein Herz zu klopfen, du spürst eine Enge im Hals, und deine Hände zittern. Deine Amygdala schickt ihre uralten Signale.

Schau dir das Publikum in Ruhe an. Vergegenwärtige dir, dass es aus Menschen besteht, die du kennst und die gut gelaunt sind, und dass du auch sonst keinen Grund hast, dir Sorgen zu machen – deine Rede dauert ein paar Minuten, und sie ist obendrein noch ziemlich gut. Das Sicherheitsgefühl kann zurückkommen, und du beginnst die Rede angenehm angeregt.

Wenn du im Beruf eine Rede halten musst und hinter der Bühne mit einem Kloß im Hals auf deinen Einsatz wartest, atme ein paar Mal tief durch. Nimm danach die Chefstellung ein. Stell dich fest hin, Füße leicht auseinander, und verschränke die Arme ganz betont. Spüre die Kraft in den Beinen und Armen. Beuge dich etwas nach hinten, Kinn hoch. Sag dir entschlossen: »Ich weiß, was ich tue.« Denn das stimmt.

Beständige Oxytocinquellen

Das Liebeshormon Oxytocin stärkt die zwischenmenschlichen Bindungen, fördert das Vertrauen und vermindert die Angst. Es gehört zur Partnersuche, zum Sex und zum Orgasmus, außerdem spielt Oxytocin eine zentrale Rolle bei der Geburt und beim Stillen, es schafft eine starke Bindung zum Neugeborenen und steuert die elterliche Pflege.

Oxytocin vermindert Sozialstress. Wenn Menschen eine soziale Situation als beängstigend empfinden und andere Leute für nicht vertrauenswürdig halten, suchen sie nicht gern Gesellschaft. Durch Oxytocin riskieren wir die potenzielle Enttäuschung, die ein Zusammentreffen mit sich bringt. Wenn kein Oxytocin ausgeschüttet wird, gehen wir aufgrund früherer Enttäuschungen vorsichtig vor.

Dank Oxytocin können wir die Emotionen anderer nachempfinden. Klassische Abzockermaschen basieren auf Oxytocin: Ein Betrüger spiegelt einem Opfer Vertrauen vor, das Opfer bekommt einen Oxytocinschub und gibt dem Betrüger Geld. Oxytocin schafft auch jene Bindungen, durch die Straßengangs und die Mafia funktionieren, und lässt uns unsere eigene Gruppe vehement verteidigen. Ein misshandelter Mensch verteidigt unter Umständen seinen Peiniger, denn wenn die Verbindung gekappt und kein Oxytocin mehr ausgeschüttet wird, fühlt sich das schlecht an. Immerhin befreit es auch, und somit kann man neue, bessere Entscheidungen treffen.

Oxytocin beeinflusst die Stressmechanismen, indem es die Amygdala beruhigt. Aktuell wird mit Oxytocin experimentiert, zum Beispiel in der Behandlung von posttraumatischen Stressreaktionen und bei Alkohol- und Drogensucht. Als Nasenspray verabreicht, verhindert Oxytocin, dass man zu viel isst, und kann Übergewichtige so beim Abnehmen unterstützen. Nach einer Dosis Oxytocinspray erkennt man außerdem Gesichter leichter und schätzt die Gefühle anderer besser ein, denn es hilft, die Aufmerksamkeit stärker auf die Augenregion zu richten. Wird jedoch zu viel Oxytocin ausgeschüttet, kann sich das auch krankhaft äußern, zum Beispiel in Sexsucht.

Studien haben zudem gezeigt, dass wir vom Oxytocin verhaltener gähnen. Aus Gründen der Empathie ist Gähnen ansteckend, aber überraschenderweise gähnten und streckten sich die Studenten, die Oxytocinspray bekommen hatten, weniger laut und auffällig: Ihr Bewusstsein dafür, was sich in Gesellschaft gehört, war gestiegen.

Der frühere finnische Präsident Urho Kekkonen war berühmt dafür, seine Verhandlungspartner mit in die Sauna zu nehmen. Das war klug, denn in der Sauna entsteht dank Oxytocin Vertrauen. Dopamin gehört auch dazu, denn die Situation birgt viel Neues und Spannendes. Nach so einem Oxytocinschub war es viel leichter, zur Vertragsunterzeichnung zu schreiten. Der gleiche Effekt entsteht, wenn Menschen beim Sport zusammen schwitzen. Daher ist auch das Oxytocinlevel japanischer Jiu-Jitsu-Kämpfer direkt nach dem Training deutlich erhöht.

Auch Achterbahnfahren oder Tandemfallschirmsprünge

produzieren Oxytocinschübe, die den plötzlichen Stress ausgleichen. Leute, die es lieber ruhiger angehen lassen, gehen singen oder hören zusammen mit anderen Musik. Alle diese gemeinsamen Tätigkeiten setzen Oxytocin frei und binden uns aneinander.

Damit es uns gut geht, brauchen wir eine Verbindung zu unserem Inneren und zu unserer Umgebung. Im System der beständigen Liebe bekommen wir Oxytocin durch Berührung, Präsenz und Dankbarkeit.

7. BERÜHRUNG

Die magische Kraft der Berührung

»Berührung ist die erste Sprache, die wir sprechen.«
Stephen Gaskin

»Ich beruhige mich nur, wenn ich physisch berührt werde.« Unlängst stieß ich auf diese Überschrift eines Interviews, das ich vor langer Zeit gegeben hatte. Zu der Zeit war die Headline irgendwie wahr.

Ich hatte mich damals gerade getrennt, mein Herz war gebrochen, und ich war zum ersten Mal im Erwachsenenleben ohne Beziehung. Ich war unruhig und ängstlich und dachte, das käme vom Mangel an Berührung. Damals fiel es mir oft schwer, mich aufs Schreiben zu konzentrieren, und ich dachte, es ist sicher die Aufgabe der Musen, durch physische Berührung die Chemie im Gehirn des Künstlers ins Gleichgewicht zu bringen.

In den letzten Jahren haben Studien gezeigt, dass Oxytocin eng mit der Heilung von Gefühlstraumata verbunden ist. Normalerweise trägt Oxytocin dazu bei, dass die Stresshormone weniger werden, sobald die Gefahr vorbei ist. Eine traumatische Erfahrung kann die Oxytocinproduktion und -ausschüttung vermindern und damit die Resilienz, also die psychische Widerstandskraft, negativ beeinflussen. Man sollte also meinen, dass es für die Genesung von einem Gefühlstrauma sehr wichtig ist, seine Oxytocinquellen zu pflegen. Vielleicht war an meinem Denkmodell also etwas dran.

Heute weiß ich, dass man Oxytocin aus vielen beständigen Quellen bekommt, und Schreiben geht auch ohne Muse.

Wenn uns jemand berührt, bekommt das Gehirn zweierlei Signale. Die schnellen Signale helfen, die Berührung am Körper zu lokalisieren und zu entscheiden, ob es sich um Streicheln oder um Kneifen handelt.

Die langsameren Signale hängen mit den Wahrnehmungen des Tastsinns zusammen und helfen dabei einzuschätzen, ob die Hand auf unserer Schulter eine freundliche Ermutigung oder eine Bedrohung darstellt.

Die Härchen auf unseren Armen sind Empfänger fürs Wohlgefühl. Unter der Haut befinden sich C-Nervenfasern, die auf leichtes, langsames Streicheln reagieren. Man weiß, dass die Oxytocinausschüttung durch Berührung, Streicheln und Wärme angeregt wird. Laut jüngster wissenschaftlicher Erkenntnisse sind die stressmindernden und gesundheitsfördernden Wirkungen des Oxytocins dann besonders stark, wenn seine Produktion durch zärtliche Stimulation der Haut angeregt wird.

DIE HEILENDE KRAFT DER BERÜHRUNG

Weißt du schon, mit welcher physischen Methode du dir am schnellsten einen Oxytocinschub verschaffst? Streck die Arme aus und umarme jemanden!

Eine Berührung fährt die Umrisse unseres Körpers nach. Noch bevor ein ungeborenes Baby sieht, riecht oder schmeckt, kann es Berührung wahrnehmen. Es weiß auch, welche Berührung angenehm ist und welche wehtut.

Die Nervenfasern in der Haut tragen durch Schmerzempfinden dazu bei, dass wir uns schützen, aber die Haut schenkt uns auch viel Wohlgefühl und Gesundheit. Berührung beruhigt, lindert den Schmerz und stärkt die Bindung und das Sicherheitsgefühl.

Jedes Kind braucht Berührung, um sich bestmöglich zu entwickeln – für Frühchen ist es lebenswichtig, dass ihre Haut berührt wird. Eine Betreuung im Kinderheim, in dem es nur Nahrung und physischen Schutz, aber keine körperliche Nähe und echte Bindung an die Betreuer gibt, reicht bekanntermaßen nicht aus. Es wurde auch nachgewiesen, dass Berührung bei der Entwicklung eines gesunden Selbstbewusstseins eine wichtige Rolle spielt.

Das Bedürfnis nach Nähe, die Freude daran und die gesundheitsfördernde Wirkung, die damit einhergehen, enden nicht mit der Kindheit, sondern begleiten uns ein Leben lang. Freunde und Familienmitglieder dürfen sich streicheln und umarmen, so viel sie wollen, und auch in einer Zweierbeziehung braucht man asexuelle Berührungen. Es gibt nicht nur Umarmungen – wir können auch Nähe erleben, indem wir jemanden an der Hand halten oder ein Haustier streicheln. Hunde haben sich ans Bindungssystem des Menschen angepasst, und auf sie wirkt Oxytocin genau wie auf Menschen: Auch bei ihnen werden Liebeshormone ausgeschüttet, wenn sie dem Menschen in die Augen sehen, an dem sie hängen. Durch die Kraft der Berührung heilen Wunden und Sportverletzungen schneller, und Mannschaften, in denen sich die Sportler umarmen, auf die Schulter klopfen etc., gewinnen mit höherer Wahrscheinlichkeit. In der beschützenden Berührung eines anderen Menschen steckt so viel Kraft, dass sie laut verschiedenen Studien sogar helfen kann, tiefe existenzielle, das Dasein betreffende Ängste abzubauen.

Als ich fürs Fernsehen arbeitete, genoss ich es, dass der

Stress am Morgen schnell verflog, wenn ich mich in die Hände der zugewandten Maskenbildnerin begab und wir plauderten. Ich glaube, dass oft auch jemand anders als ein Mediziner die Gesundheit fördert, wie ein Friseur oder eine Kosmetikerin, die Zeit mit uns verbringen, zuhören, uns berühren und vor allem präsent sind.

Auch bei der Arbeit eines Arztes beeinflussen die Zeit und der Ort, an dem man zusammenkommt, das Zuhören und die Zugewandtheit das positive Ergebnis.

PLATONISCHE BERÜHRUNGEN

Hattest du schon mal das Gefühl, mit jemandem auf der gleichen Wellenlänge zu sein? Das ist man praktisch tatsächlich, denn der Rhythmus der Hirntätigkeit gleicht sich an, wenn man längere Zeit zusammenarbeitet. Das Herz hat einen Puls, das Gehirn hingegen hat sozusagen mehrere Pulse, die bei Interaktion im gleichen Takt schlagen oder gleichzeitig schneller werden können. Diese Synchronisation kann man mit einem EEG nachweisen. Berührungen und Oxytocin scheinen die Synchronisation und die Fähigkeit zur Empathie zu verbessern, sagt die Hirnforscherin Katri Saarikivi.

Berührung muss nicht immer physischer Kontakt sein. Musik, Filme und jede Art von Kunst berühren uns. Wir kommen mit der Natur und allgemein mit der ganzen uns umgebenden Welt in Kontakt. Wir können uns gegenseitig durch Ansehen, Sprechen, mit Briefen, Gedankenaustausch und Begegnungen auf Gedankenebene berühren. Es wurde nachgewiesen, dass wir mehr Oxytocin ausschütten, wenn wir den Gesichtsausdruck und den Blick eines anderen Menschen sehen, deshalb ist ein Videotelefonat oft effizienter, um Vertrauen und Gelassenheit herzustellen.

Für mich war es wichtig, eine Methode zu finden, mit der ich möglichst viele Menschen nachhaltig erreichen kann. Im Lauf der Zeit habe ich gemerkt, dass ich viele berühre, wenn ich eine Rede halte, schreibe oder in den sozialen Medien aktiv bin. Mich wiederum berühren dann das Lächeln, die Worte und Gedanken der Menschen.

Eine wichtige Art der Berührung und eine Oxytocinquelle, die man nicht vergessen darf, ist der Kontakt zu uns selbst. Indem wir auf unsere eigenen Gedanken und Bedürfnisse achten und für uns da sind, können wir auch für andere verlässlich da sein.

Auch die Natur kann uns berühren. Bei mir wirkt die umschmeichelnde Kraft des Wassers, der Bäume und der Erde beruhigend auf Geist und Körper. Beim Spazierengehen bleibe ich oft stehen und umarme einen Baum ein, zwei Minuten lang. Ich konzentriere mich darauf, wie kräftig sich der Stamm oder die Rinde einer Kiefer in meinen Händen anfühlen. Der große, sichere Baum und sein Wipfel, der hoch oben schwankt, lassen die eigenen Sorgen sofort kleiner erscheinen. Früher war mir das peinlich, und ich umarmte Bäume oft erst dann, wenn keiner guckte. Inzwischen tue ich das ganz selbstbewusst und ermutige auch andere, diese einfache Gesundheitsroutine auszuprobieren. Dank der bekannten Radio- und Fernsehmoderatorin Vappu Pimiä und anderen Menschen, die leidenschaftlich gern Bäume umarmen, ist aus dieser Art der Berührung ein wachsender Gesundheitstrend geworden.

Auch von der Erde kann man mehr Berührung bekommen. Wann immer es möglich ist, gehe ich barfuß, und im Sommer liege ich oft auf einem Felsen oder im Gras und konzentriere mich darauf zu fühlen, wie sich die warme Erde auf der Haut anfühlt.

Auch Wasser kann die Nervenenden effizient berühren

und helfen, Oxytocin freizusetzen. Eine heiße Dusche oder ein Sprung ins sommerliche Meer reinigen nicht nur den Körper, sondern auch den Geist.

Berührung ist die Fähigkeit, eine Verbindung zur Natur und zu etwas Größerem zu spüren. Wenn wir es schaffen, uns als Teil von etwas Größerem zu empfinden, sind wir nie allein.

SCHNELLE TIPPS, UM IM ALLTAG MEHR BERÜHRUNG ZU BEKOMMEN:

1. Umarmung. Partnerschaftlich, freundschaftlich, ... – Hauptsache umarmen!
2. Duschen, Schwimmen oder Sauna
3. Yoga
4. Massage und Akupressur
5. Hand in Hand spazieren gehen
6. Auf einem Felsen oder im Gras liegen
7. Jemandem in die Augen sehen
8. Staunen

AUFGABE: OXYTOCIN UND BERÜHRUNG

Überlege dir Antworten auf die folgenden Fragen.
Wenn du willst, schreibe sie auf.

1. Wo findest du deine Berührungen?
2. Wie könntest du mehr berühren und berührt werden?
3. Wie kommst du in Berührung mit deiner Umgebung, der Natur und der Welt?

ÜBUNGEN

Konzentration

Wenn du unter der Dusche stehst, nimm bewusst wahr, wie dir das Wasser den Rücken hinunterfließt. Wenn du in der Natur bist, bleibe an einem passenden Baum stehen und umarme ihn dreißig Sekunden lang. Spüre der Umarmung nach.

Erdung

In einem Moment der Angst oder wenn die Panik zuschlägt, kannst du eine Übung ausprobieren, mit der man sich durch Berührung sozusagen erdet.

Berühre fünf Dinge in deiner Umgebung. Konzentriere dich darauf, die Berührung zu spüren. Du kannst zum Beispiel das Oberteil berühren, das du trägst, die Wand, neben der du sitzt, deine Kaffeetasse, deine Haare und deine Haut.

Schmetterlingsumarmung

Wenn du einen Drücker vertragen kannst, aber niemand in der Nähe ist, mach eine Schmetterlingsumarmung: Umarme dich selbst und fühle die Wärme deines Körpers. Tätschle leicht deinen Rücken und wie im Rhythmus von Herzschlägen.

Setze dich auf einen Stuhl und drücke dich gegen die Lehne. Überkreuze die Arme so, dass du mit den Handflächen den Brustkorb oder die Oberarme berührst. Die Hände ruhen auf dem Brustkorb wie ein Schmetterling.

Atme tief ein und ruhig aus. Klopfe leicht mal mit der einen, mal mit der anderen Hand, wie ein Schmetterling, der mit den Flügeln schlägt. Du kannst dir in Gedanken etwas vorsagen, wie: »Ich bin in Sicherheit«, oder: »Ich kann das«, je nachdem, was du gerade brauchst. Wiederhole den Satz und klopfe dir sacht auf die Haut, solange es guttut. Du kannst leicht oder kräftiger klopfen.

Mach das, so lange es guttut. Halte inne und lass die Hände einen Moment ruhen. Du kannst noch ein paar Mal tief und im natürlichen Rhythmus.

8. PRÄSENZ

Alles geschieht hier und jetzt

Als ich den inzwischen verstorbenen Arzt Aki Hintsa kennenlernte, wunderte ich mich, wie jemand so präsent sein kann wie er. Wenn man mit ihm sprach, hatte man den Eindruck, die Zeit bliebe stehen, und die Welt wäre klar. So ein perfekter Moment entstand durch Vertrauen, und es schien sofort natürlich, mit ihm auch über schwierige Dinge intensiv zu sprechen. Das ist Heilung im besten Sinn, und es wundert mich überhaupt nicht, dass sich die härtesten Sportler und Firmenchefs der Welt ausgerechnet ihn als Vertrauensarzt aussuchten.

Um volle Aufmerksamkeit auszustrahlen, braucht man das Gefühl der Sicherheit. Wenn wir in Angst leben und gestresst sind, können wir nicht präsent sein, denn dann suchen wir die Umgebung dauernd nach Bedrohungen ab. Andererseits würde uns gerade der Fokus aufs Hier und Jetzt dabei helfen, das Sicherheitsgefühl zu verstärken und das Angstsystem auszuschalten. Das muss man sich bewusst machen, denn spätestens, wenn uns der Stress dazu bringt, soziale Kontakte zu meiden, ist es Zeit innezuhalten. Wenn sich Menschen einsam und gestresst fühlen, sich aber von sozialen Situationen fernhalten, wird es schwierig. Das Wort »Einsamkeit« beschreibt meiner Meinung nach noch nicht alle unterschiedlichen Arten und Erscheinungsformen der Einsamkeit.

Wann ist man ein guter Elternteil oder Freund? Ich behaupte, die wichtigste Eigenschaft einer guten Mutter oder eines guten Vaters oder Freundes ist die Fähigkeit, präsent zu sein. Wenn man für einen anderen Menschen nicht da sein kann, kann man weder geben noch nehmen.

Wir alle brauchen jemanden, der für uns da ist. Das beeindruckendste Beispiel dafür ist ein Versuch, bei dem Mutter und Baby zusammen sind. Die Mutter sieht dem Baby in die Augen, lächelt, verändert den Gesichtsausdruck und antwortet aufs Brabbeln des Babys. Das Baby ist glücklich und begeistert, seine Augen strahlen, es zeigt mit dem Finger in verschiedene Richtungen, und die Mutter folgt ihm lachend. Plötzlich wird die Mutter ernst und sieht das Baby ausdruckslos an. Das Baby bemerkt sofort, dass sich etwas verändert hat. Es versucht mit allen Mitteln, die Aufmerksamkeit der Mutter wiederzuerlangen, lächelt sie an, zeigt mit dem Finger herum, hebt beide Arme in die Luft, zum Gesicht der Mutter, schreit. Nach zwei Minuten ist das Baby sichtlich gestresst und ängstlich, es dreht sich weg, bewegt sich unruhig und fängt an zu weinen. Sobald die Mutter zärtlich lächelt und wieder reagiert und spricht, beruhigt sich das Baby, und in sein Gesicht kehrt die Freude zurück. Beide produzieren wieder Oxytocin.

Dieses *Still Face Experiment* und die dazugehörige psychologische Theorie stellte Edward Tronick 1975 vor, und seither sind sie unzählige Male bestätigt worden. Die Theorie besagt, dass schon ein sehr kleines Kind die Verbindung zwischen Gefühl und Ausdruck versteht und dass es sein Verhalten in gewissem Maße anpassen kann.

Präsenz ist für uns und die Leute um uns in jedem Lebensabschnitt gleichermaßen wichtig. Jemand, der aktiv anwesend ist und anderen hilft, weiß, dass wir alle eins sind. Wir alle können uns selbst kennenlernen und zu einem besseren Gleichgewicht gelangen, mit dem wir im Jetzt leben können.

Meditation und ihre nahe Verwandte, die Achtsamkeit, sind dafür besonders geeignet, denn sie lehren uns bewusste, akzeptierende Präsenz.

PRÄSENZ UND SELBSTERKENNTNIS

»Sei die Präsenz, nicht die Person.«

Anonym

Echte Präsenz lehrt uns viel über uns und andere, denn sie weckt in uns viele Emotionen. Wenn wir unsere Gefühlswelt verstehen, können wir auch die Reaktionsmuster besser beherrschen, die sie hervorbringen.

Manchmal meint man zu spüren, was andere Menschen denken. Das tun wir gewissermaßen tatsächlich, denn die Gefühle eines Menschen spiegeln sich in seinem Äußeren, und daraus können wir auf die Gedanken des anderen schließen. Die zwischenmenschliche Verständigung beruht also gewissermaßen auf Telepathie, wie es der Hirnforscher Lauri Nummenmaa beschreibt.

Der Mensch kann sich auch in die Gefühle eines anderen hineinversetzen. Der Gemütszustand derer, die uns nahestehen, springt also schnell und effizient auf unser Gehirn und unseren Geist über. Unser Gehirn und das eines Vertrauten können sich auch so synchronisieren, dass wir dessen Gefühle intensiver empfangen als die von anderen.

Wir spüren die Gefühle anderer Menschen physisch am eigenen Leib, dazu braucht er noch nicht einmal im gleichen Raum zu sein, es genügt schon, einen Film zu sehen. Die Gefühlslage und das Verhalten eines anderen verändern unsere

Hormontätigkeit, unseren Herzschlag und Blutdruck. Ein frohes oder ein wütendes Gesicht kann in uns die gleiche Gefühlsreaktion und die gleiche Mimik hervorrufen. Wenn ein Nahestehender weint, ist uns auch zum Weinen zumute. Ein wütender Mensch scheint alle Kräfte in sich aufzusaugen, und ein gestresster macht uns ruhelos, aber zum Glück sind auch Freude und Lachen sehr ansteckend.

Dank Empathie, also Mitgefühl, versetzen wir uns in die Gefühlslage und damit in die Situation anderer. Wenn wir in uns ruhen und unsere Emotionen verstehen, unterliegen wir weniger der unkontrollierten Ansteckung mit den Emotionen anderer.

Es ist auch gut, daran zu denken, dass wir mit unserem Verhalten beeinflussen können, wie sich ein anderer fühlt. In dem Sinne sollten wir Freude verbreiten und unser Bewusstsein trainieren. Und wenn du dich sicher fühlst, kannst du auch anderen das Gefühl von Sicherheit geben.

Bewusste Präsenz lehrt uns, die eigenen Gefühle, Gedanken und Körpersignale wahrzunehmen und sie von den Gefühlen anderer zu trennen.

BEWUSSTE PRÄSENZ

Wir sind belastet, unsere Gedanken schweifen ab, und wir scannen unsere Umgebung unbewusst nach Bedrohungen ab. Wir sind durcheinander, und es fällt uns schwer, uns zu konzentrieren. Durch bewusste Präsenz schaffen wir es, die Fassung wiederzufinden und uns zu erden.

Bewusste Präsenz kannst du überall und jederzeit üben. Du könntest zunächst im Bus konzentriert spüren und schauen, wie sich die Rückenlehne am Sitz vor dir anfühlt. Du kannst auch die Augen schließen und dich auf deinen

Atem konzentrieren, spüren, wie etwas kältere Luft hinein- und die etwas wärmere herausfließt. Wenn man längere Zeit im Hamsterrad der Alltagsroutine verbracht hat, kann es nötig sein, den Körper daran zu erinnern, wie sich echte Präsenz anfühlt.

ÜBUNG: SO LERNST DU BEWUSSTE PRÄSENZ

Such dir einen stillen Platz. Setz dich auf den Boden oder auf einen Stuhl, sitz gerade, aber mach es dir bequem. Stell den Timer deines Handys auf zehn Minuten ein, dann brauchst du dir über die Dauer der Übung keine Gedanken zu machen.

Schließ die Augen oder richte deinen Blick auf einen Punkt. Lege die Hände mit den Handflächen nach oben in den Schoß oder lege eine Hand auf den Bauch, die andere auf die Brust, das beruhigt.

Atme ein paar Mal tief durch und konzentriere dich darauf, wie sich das Atmen anfühlt. Verfolge den Luftstrom in der Nase, die Bewegung im Brustkorb und im Bauch. Wie verändert sich die Wahrnehmung beim Ein- und beim Ausatmen?

Die Gedanken schweifen leicht ab zu den täglichen Pflichten, zu Alltagsproblemen und sonst wohin. Die Präsenz und das Jetzt entschwinden unvermeidlich, aber mach dir keine Vorwürfe. Richte deine Aufmerksamkeit wieder auf den Atem.

Du kannst deine Atemzüge so zählen, dass du dir beim Einatmen sagst: »Eins ein«, und beim Ausatmen: »Eins aus.« Wenn du bei zehn ankommst, fang von vorn an.

Allmählich kannst du beobachten, wie deine Gedanken und Gefühle entstehen. Du kannst dir sagen: »Da kommt ein Gedanke«, und: »Da kommt ein Gefühl.« Merkst du, wie sie versuchen, dich einzunehmen? Lass sie nur dahingleiten. Konzentriere dich auf deinen Atem.

Wir sollten öfter innehalten, um präsent zu sein und anderen Menschen wirklich zu begegnen, denn die Verbindung mit anderen ist ein Grundbedürfnis und eine Bedingung für unsere Existenz. Von klein auf brauchen wir einen liebevollen Dialog mit anderen, damit sich unser Gehirn und unser Geist bestmöglich entwickeln können.

Im Idealfall bekommen wir all unsere Liebeshormone aus einer Freundschaft, aber auch anderen zu helfen tut der Gesundheit sehr gut. Studien haben gezeigt, dass sich bei einem Menschen, der anderen hilft, die Hirnregionen, die für Stress verantwortlich sind, beruhigen, das Belohnungssystem aktiviert wird und Liebeshormone freigesetzt werden. Bei einer Umfrage in den USA berichteten zweiundvierzig Prozent der Menschen, die Geld für soziale Zwecke spendeten, dass sie sehr glücklich seien. Schon der Entschluss, Geld zu spenden, setzt Oxytocin frei.

Der englische Ausdruck *Helper's High* beschreibt das Wohlgefühl, das aus Großzügigkeit und Hilfe entspringt. Darin ist auch ein Element von Überfluss und dem Gefühl, es sich leisten zu können: Ich teile, und mir bleibt noch genug. Wenn man Empathie, Zärtlichkeit und Wohlwollen verspürt, bleibt auch weniger Platz für negative Gefühle.

In zahlreichen Studien konnte nachgewiesen werden, dass es Menschen, die Freiwilligenarbeit leisten, besser geht als solchen, die keine leisten. Das Wohlgefühl wächst offensichtlich unabhängig davon, wie zufrieden der Mensch davor mit seinem Leben war. Die Wirkung zeigt sich im Alter von vierzig und später, denn die Jüngeren empfinden die Freiwilligenarbeit unter Umständen als eine Pflicht unter vielen.

Hirnstrommessungen zeigen, dass Helfen beim Menschen die gleichen Hirnregionen aktiviert wie die Brutpflege bei Tieren. Anderen zu helfen stärkt erwiesenermaßen die sozialen Beziehungen und fördert die eigene Gesundheit. Auf der Ebene der Nervenzellen ist der Zusammenhang zwischen diesen Faktoren noch nicht abschließend erforscht. In empirischen Studien hat sich gezeigt, dass Helfen unter anderem chronische Schmerzen lindert, hohen Blutdruck senkt und die Symptome von Asthma und Depression vermindert.

Bei Hirnstrommessungen offenbarte sich auch, dass im Geben mehr Kraft steckt als im Nehmen. Beständig gut fühlen sich jene, die anderen auf verschiedene Weise helfen, egal, wie groß oder klein die Leistung dabei ist. Die echte Freude im leuchtenden Gesicht eines anderen Menschen und ein warmes Dankeschön lassen das Herz jedes Mal höherschlagen und setzen Oxytocin frei.

Selbstlosigkeit befriedigt mehr als Egoismus. Wenn wir anderen helfen, helfen wir uns. Wichtig: Behalte auch hier das Gleichgewicht im Auge. Wenn du dich um dich selbst kümmerst, kannst du dich um andere kümmern, und nur, wenn du gibst, kannst du bekommen, sowohl Liebe als auch Hilfe und Wohlgefühl.

Wie wirst du mit den Menschen umgehen, denen du morgen begegnest? Versuche zwei Tage lang, dich auf jede Begegnung im Alltag zu konzentrieren und präsent zu sein. Wenn du im Supermarkt deine Einkäufe in die Tasche packst, schenke der Verkäuferin einen Moment. Schon ihr in die Augen zu sehen, ihr zu danken und einen schönen Tag zu wünschen reichen, um dem anderen Präsenz zu signalisieren. Wenn du mit deinen Kindern am Esstisch sitzt, frag sie nach ihrem Tag, und höre richtig hin, wenn sie erzählen. Jede Begegnung ist eine Möglichkeit, die Abgabe von Oxytocin und anderen Wohlfühlhormonen anzukurbeln.

AUFGABE: OXYTOCIN UND PRÄSENZ

Überlege dir Antworten auf die folgenden Fragen.
Wenn du willst, schreibe sie auf.

1. Wie zeigst du normalerweise Präsenz im Alltag?

2. Wie könntest du das Gefühl von Präsenz steigern?

3. Wie könntest du möglicherweise anderen mehr Präsenz zeigen?

ÜBUNG: NIMM DEN AUGENBLICK WAHR

Diese Übung ist eine leichte und wirksame Methode, einen ängstlichen und unruhigen Geist zu beruhigen und Präsenz zu üben.

Erforsche deine Umgebung mit den Sinnen.
Konzentriere dich jeweils nur auf einen Sinn.

Siehe fünf Dinge.
Berühre vier Dinge.
Höre drei Dinge.
Rieche zwei Dinge.
Schmecke ein Ding.

9. DANKBARKEIT

Dankbarkeit aktiviert den Zustand der Liebe

»Dankbarkeit ist nicht nur die größte aller Tugenden, sondern auch die Mutter von allen.«

Cicero

Außer durch Berührung und Präsenz erreicht man eine beständige Oxytocinausschüttung durch Dankbarkeit. Unserer Gesundheit zuliebe sollten wir uns glücklich schätzen für das, was wir haben. Dankbarkeit ist eine echte Superkraft. Sie ist auch die größte einzelne beständige Oxytocinquelle.

Ich weiß noch, wie ich mich in den schwierigsten Lebenssituationen Tag und Nacht von Angst, Enttäuschung, Trauer und Bitterkeit treiben ließ. Ständig überlegte ich, warum die Dinge nicht so gelaufen waren, wie ich es geplant und mir erträumt hatte. Ich suchte die Gründe dafür bei mir und anderen. Ich wohnte in einer Wohnung, die ich als Zwischenlösung sah, und wollte ein richtiges Zuhause schaffen, sobald ich wieder eine glückliche Beziehung hatte.

Ich lebte ständig entweder in der Vergangenheit oder in der Zukunft.

Weil ich immer woanders war, konnte ich keine Dankbarkeit fürs Jetzt empfinden. Die Superkraft der Dankbarkeit konnte meinen Körper nicht herunterfahren, und ich rieb mich im Strom negativer Gedanken auf.

Interessant war, dass sich eigentlich nichts änderte, solange ich mein Leben als Übergangszustand ansah. Die Dinge veränderten sich erst zum Positiven, als ich mich entschloss, mein Leben in den Griff zu kriegen, in eine Wohnung umzog, die sich wie ein Zuhause anfühlte, und allmählich begann, kleine Dinge allein zu verwirklichen, die für eine nächste Beziehung oder einen neuen Lebensabschnitt geplant waren. Plötzlich wurden mir interessante Jobs angeboten, und ich nahm wieder das Spiel von Licht und Schatten auf dem Küchenfußboden wahr. Ich konnte meinen Freunden wieder richtig zuhören und für sie da sein. Ich arbeitete mich nicht mehr an der Vergangenheit ab oder floh in die Zukunft, sondern konnte wieder die Schönheit des Jetzt erkennen. Dadurch wurde es mir möglich, zu wachsen und mich zu verändern.

Dankbarkeit wird beschrieben als Haltung, Gefühl, Gemütszustand, Tugend, Angewohnheit, Motiv, Charakterzug, Überlebensmechanismus und Lebensstil. Sie ist das einzige Gefühl, das alle drei Liebeshormone produziert. Im Prinzip ist Dankbarkeit Liebe in kleinen Häppchen.

Dankbar sein bedeutet, die guten Dinge im Leben zu erkennen und anzuerkennen. Alles beginnt mit der Erkenntnis, dass wir in einer Welt leben, die wir mit unseren Gedanken gestalten. Wenn wir uns erforschen und gewisse Dinge in der Praxis umsetzen, verändert sich unser Denken.

Ein dankbarer Mensch weiß, dass das Gute zumindest teilweise außerhalb von uns liegt. Man kann wütend auf sich sein, stolz, zufrieden oder sich schuldig fühlen, aber Dankbarkeit zeigt man anderen. In Dankbarkeit steckt Demut – wir geben zu, dass wir ohne das Zutun der anderen nicht wären, was wir sind.

Stellen wir uns vor, du bekommst von jemandem ein Geschenk, einen Gegenstand oder vielleicht einen netten Anruf oder eine Einladung zum Kaffee. Wenn du dankbar bist, ist dir bewusst, dass du ein Geschenk erhalten hast, du erkennst seinen Wert und anerkennst die Absicht des Gebers. Es ist wesentlich zu verstehen, dass das Gute nicht aus dir kommt, sondern von jemand anderem.

Dankbarkeit enthält auch die wichtige Beobachtung, dass andere aus wirklich uneigennützigen Motiven handeln können: Wenn die Welt voll wäre von Ungerechtigkeit und Grausamkeit, gäbe es keinen Grund, dankbar zu sein. Dankbarkeit zu fühlen hilft wahrzunehmen, dass auf der Welt viel Gutes geschieht, wie Robert Emmons, Professor für positive Psychologie, uns erinnert.

»Denken ist Danken.«

Martin Heidegger

Dankbarkeit bedeutet nicht, das Wort »danke« automatisch auszusprechen, sondern ehrlich zu empfinden. Wenn du dankbar bist, verstehst du, dass du Güte empfängst, und wenn du etwas für jemand anderen tust, hast du sowohl sein Bedürfnis erkannt als auch deine Möglichkeit, darauf zu reagieren.

Dankbarkeit ist eine Form der Liebe. Sie hilft dabei, Freundschaften und Beziehungen zu anderen Menschen aufzubauen. Wenn du deine Dankbarkeit für eine empfangene Freundlichkeit äußerst, wird die Beziehung gefestigt, und der Samen einer neuen Freundschaft beginnt zu keimen.

Jeder von uns braucht die Verbindung zu anderen. Besonders in unserer Zeit, in der viele allein wohnen und die Familien klein oder weit verstreut sind. Dankbarkeit auszudrücken weckt sowohl im Empfänger als auch im dankbaren Menschen ein starkes Gefühl. Sogar von außen betrachtet können Beweise von Güte, Mitgefühl oder Freundlichkeit warme Gefühle wecken und einem die Tränen in die Augen treiben.

Wenn man seine Aufmerksamkeit darauf richtet, wofür man dankbar sein kann, sieht man die Welt durch einen positiven Filter. Mit der Zeit lernt man, den Filter effizient einzusetzen. Nach Dankbarkeit wird man leicht süchtig, denn es gibt schnelle Veränderungen, und der Prozess setzt sich automatisch fort.

Fang jetzt damit an, und denk an etwas, wofür du ehrlich dankbar bist.

DANKBARKEIT BOOSTET DAS GEISTIGE WOHLGEFÜHL

Ich habe in der Küche ein Schild aufgehängt, auf dem steht:

»Was ich an meinem Zuhause am meisten liebe,
sind die Menschen, mit denen ich es teile.«

Anonym

Das Schild erinnert mich täglich daran, wie dankbar ich für meine Familie bin. Daneben bin ich meinen Freunden dankbar für ihre Unterstützung und Liebe. Ich bin auch für alle Veränderungen dankbar und für die härtesten Lehrstunden, die ich brauchte, um zu wachsen. Jeden Abend gehe ich mit meinem Kind die Dinge durch, für die wir an diesem Tag dankbar sind.

Ich habe Jahre gebraucht, um zu verstehen, was für eine Kraft die Gedanken hinter den physischen Reaktionen haben. Früher kam es vor, dass ich mich mit meinen eigenen Gedanken stark unter Stress und in große Angst versetzte. Ein Strom negativer Gefühle wie Enttäuschung, Trauer und

Bitterkeit brachten schließlich meinen ganzen Körper dazu, Symptome zu zeigen.

Stressreaktionen können wir durch Gedankenkraft ein- und ausschalten. Neue Studien zeigen, dass oft irgendwo hinter einer Krankheit eine lang anhaltende Stressreaktion steht, also beeinflussen unsere Gedanken unser Wohlgefühl direkt. Deswegen werde ich auch heute Abend daran denken, welche Dinge gut laufen, statt zu denken, welche besser laufen könnten. Im Augenblick empfinde ich Dankbarkeit dafür, dass ich sowohl durch die Welt reisen als auch auf einem Bauernhof in Vehmaa wohnen durfte. Daraus schöpfe ich in vielen Situationen Kraft.

Dankbarkeit fördert die psychische und körperliche Gesundheit auf viele Arten und durch viele Mechanismen, vor allem dadurch, dass der Stress nachlässt. Laut Studien ist Dankbarkeit verbunden mit Zufriedenheit, Lebenskraft, Glück, gutem Selbstwertgefühl, Hoffnung, Empathie und dem Wunsch, anderen zu helfen. Menschen, die ihre Dankbarkeit regelmäßig ausdrücken, sehen optimistischer in die Zukunft, berichten von weniger Krankheitssymptomen und empfinden ihr Leben alles in allem als besser. Menschen, die sich aufs Positive und auf Dankbarkeit konzentrieren, sind auch liebevoller, fröhlicher, begeisterungsfähiger und verzeihen leichter als die Menschen, die hauptsächlich darüber nachdenken, was sie besser können als andere.

Zum Beispiel dachten in einer zehn Wochen dauernden Studie ein Teil der Probanden an Dinge in ihrem Leben, für die sie dankbar waren, ein Teil konzentrierte sich auf Schwierigkeiten und ein Teil auf neutrale Dinge und Ereignisse. Die Probanden aus der Dankbarkeitsgruppe freuten sich unter anderem über Begegnungen, darüber, dass sie Schwierigkeiten überwanden, dass sie am Leben waren, übers Stimmrecht, die Großzügigkeit von Freunden und über den Sonnenuntergang. Diejenigen, die Schwierigkeiten aufzählten, ärgerten sich über ihre unaufgeräumte Küche, über Steuern, angebranntes Essen und die Schwierigkeit, einen Parkplatz zu finden. Alle Teilnehmer führten ein Stimmungstagebuch, in dem sie auch physische Symptome festhielten wie Kopfschmerzen, Bauchweh, Hautveränderungen, Muskelschmerzen und Veränderungen beim Appetit. Diejenigen aus der Gruppe der Dankbaren empfanden ihr Leben in allen Aspekten als besser, sie waren optimistischer und eindeutig glücklicher, schliefen schneller ein und schliefen besser.

Dankbarkeit schützt vor nagenden negativen Gedanken. Der Mensch kann nicht gleichzeitig gestresst und entspannt sein, genauso wenig können wir gleichzeitig dankbar und verächtlich sein oder verzeihen und auf Rache sinnen. Dankbare Menschen sehen negative Ereignisse in einem besseren Licht und haben mehr positive Gefühle. Diese beiden Faktoren können die Nachteile negativer Stimmungen mindern.

Die Liste der Forschungsergebnisse, die zeigen, wie förderlich es ist, dankbar zu sein, ist lang. Dankbarkeit motiviert Menschen dazu, sich um ihre Gesundheit zu kümmern und zum Beispiel Sport zu treiben. Dankbare Menschen nehmen Unterstützung und Ratschläge eher an. Dankbarkeit kann auch dazu beitragen, dass man von einer Sucht loskommt, denn sie ist ein Grundbaustein der Genesung.

Eine Metaanalyse von 38 Studien zeigt, dass gelebte Dankbarkeit die Symptome von Depression und Angstzuständen mindern kann. Die Wirkung ist sowohl kurz- als auch langfristig. Mit Dankbarkeitsübungen litten Patienten mit chronischen Schmerzen weniger unter Angst und Depression und schliefen besser. Auch Reizdarm- und Gelenkrheumapatienten waren weniger deprimiert, das Ergebnis dauerte das halbe Jahr an, in dem sie beobachtet wurden.

Und kommt man durch Dankbarkeit zu Freunden, Geld und Macht? Wenn du positiv gestimmt bist und das auch ausstrahlst, wird deine Gesellschaft höchstwahrscheinlich als angenehmer empfunden, als wenn du dich ständig über etwas beklagen würdest. Menschen suchen normalerweise die Gesellschaft positiver und optimistischer Menschen. Eine fröhliche Einstellung steckt auch andere an und macht sie glücklicher. Also lautet die Antwort, allgemein gesprochen: Ja.

Auch Kinder profitieren von einer dankbaren Haltung. Kinder und Jugendliche, die Dankbarkeitsübungen machen, sind in der Schule aufmerksamer, außerdem sind sie hilfsbereiter und sozialer eingestellt. Eine Studie zeigte, dass ein Dankbarkeitstagebuch die Stimmung von Studenten verbesserte. Über Arbeitsplätze gibt es nur wenige Studien, aber weil Dankbarkeit die Menschen dazu inspiriert, großzügiger, hilfsbereiter und geduldiger zu sein, könnte Dankbarkeit auch die Atmosphäre am Arbeitsplatz verbessern. Erwiesenermaßen verstärkt Dankbarkeit auch die romantischen Beziehungen.

Albert Einstein, einer der größten Denker der Menschheitsgeschichte, erzählte, dass er hundert Mal am Tag daran denkt, dass sein Leben von anderen Menschen abhängt, von lebenden und von toten.

Dankbarkeit gibt dem Leben eine Perspektive. Wenn du dir vor dem Aufstehen am Morgen drei Dinge ins Gedächtnis rufst, für die du dankbar bist, erinnert dich das daran, was dir wirklich wichtig ist.

DANKBARKEIT FÖRDERT DIE KÖRPERLICHE GESUNDHEIT

Hinter der Kraft des Dankes steht ein biologischer Mechanismus.

»Neurons that fire together, wire together.«

Donald Hebb

Was Hebb damit meint, ist: Je häufiger Neuronen gleichzeitig aktiv sind, desto besser können sie künftig aufeinander reagieren. Was gemeinsam feuert, verknüpft sich.

Hirnstudien zeigen, dass der Hypothalamus und das Oxytocinsystem stark auf Dankbarkeit zu reagieren scheinen, vor allem, wenn sie geäußert wird, wenn man zum Beispiel jemandem sagt: Es ist mir wichtig, dass es dich gibt. Konkreter Dank, den man von jemandem erfährt, stärkt die gemeinsame Bindung mehr, als wenn der andere seinen Dank nur empfindet.

An die schönen Dinge zu denken, die mit Dankbarkeit verbunden sind, fördert die Serotoninproduktion genauso wie glückliche Erinnerungen. Und wenn du jemandem dankst, erfährt er soziale Anerkennung und bekommt einen Serotoninschub. Sogar wenn man zu einem Fremden freundlich ist, ohne eine Gegenleistung zu erwarten, kann das das Serotonin- und das Dopaminlevel anheben.

Die Forscher vermuten, dass sich positive Gefühle, soziale Beziehungen und körperliche Gesundheit gegenseitig beeinflussen und eine positive Spirale in Gang setzen. Andersherum gedacht, wenn wir ständig Negatives suchen und überall Schwierigkeiten sehen, stärken wir die Nervenbahnen für negatives Denken.

Negative Gefühle wie Hass, Frust, Angst und Unsicherheit bewirken Veränderungen im Herzrhythmus, stören die Kommunikation von Gehirn und Herz, heben den Blutdruck und schwächen das Immunsystem. Wenn du denkst und aussprichst, wie dankbar du für andere Menschen und für ihre Teilhabe an deinem Leben bist, ist es viel schwerer, sich von negativen Gefühlen treiben zu lassen. In einer Studie, in der die Teilnehmer weniger Bezeichnungen für negative Gefühle verwendeten, berichteten sie von besserer psychischer Gesundheit. Entscheidend war nicht die große Zahl der positiven Bezeichnungen, sondern die geringe Zahl der negativen.

Eine Studie liefert Hinweise darauf, dass Dankbarkeit die wichtige Herzfrequenzvariabilität stärkt. Bei Herzinsuffizienzpatienten, die Dankbarkeitsübungen machten, war die Herzgesundheit besser und das Level der Depression niedriger, unabhängig von Alter, Geschlecht, Art der Erkrankung und Gesamtmedikation. In einer anderen Studie war der Allgemeinzustand von Infarktpatienten, die Dankbarkeitsübungen machten, noch ein halbes Jahr später besser als bei der Kontrollgruppe.

Nach schweren Unfällen oder Naturkatastrophen waren die Menschen, die trotz all ihrer Verluste Dankbarkeit für das empfanden, was noch funktionierte, erwiesenermaßen glücklicher und neigten weniger zu Depressionen. Dankbarkeit hilft zu erkennen, dass es auch in schwierigsten Situationen Gutes gibt.

WAS HINDERT UNS DARAN, DANKBAR ZU SEIN?

Dankbarkeit wird überall gern gesehen, Undank nicht. Trotzdem ist Dankbarkeit moralisch und intellektuell anspruchsvoll, denn dafür muss man demütig sein und zugeben, dass man nicht alles allein schafft.

Manchmal steht ein Hindernis vor der Dankbarkeit – oder eine ganze Barrikade von Hindernissen. Wir Menschen neigen vor allem dazu, diejenigen Dinge, die gut laufen, für unser Verdienst zu halten und zu meinen, wir hätten sie durch unser Verhalten verdient. Den Grund für Verluste und Leiden hingegen schieben wir gern auf andere. Wir vergessen auch schnell alles Gute, das wir erleben, und halten es für selbstverständlich.

Normalerweise denken wir eher an die Hindernisse, die uns begegnet sind, als ans Positive, das wir erlebt haben. Zum Beispiel erinnern wir uns eher an Situationen, in denen uns unsere Geschwister vorgezogen wurden, als an die, wo wir bevorzugt wurden.

Das Gefühlssystem neigt dazu, standardmäßig negativ zu reagieren, damit wir bereit sind, schnell zu reagieren, wenn sich eine Situation als bedrohlich oder gefährlich herausstellt. Allerdings sind wir in dieser Beziehung von Natur aus verschieden veranlagt. Es kann auch sein, dass wir irgendwie aufs negative Modell geprägt wurden und dass uns Dankbarkeit inmitten des Leids in der Welt sogar als Luxus erscheint.

Die meisten Menschen leben täglich in einer einigermaßen guten Stimmung, aber wenn man sich angewöhnt hat, die schönen Seiten geringzuachten und ständig über etwas zu jammern, nimmt man sich die Möglichkeit für positive Gefühle. Wir wissen aus Studien, dass ein weniger dankbar veranlagter Mensch stärker auf ängstliche Mimik reagiert als auf neutrale oder fröhliche. So jemand ist unter Umständen bei negativen Ereignissen im Leben besonders empfindlich.

Einige mögen das Äußern von Dankbarkeit als Kontrollverlust empfinden. Freundliche Gesten muss man doch irgendwie zurückzahlen, und wir sträuben uns gegen Muss-Forderungen. Gegenüber dem, der geholfen hat, regen sich möglicherweise negative Gefühle.

Wenn wir uns mit anderen vergleichen, konzentrieren wir uns auf das, was wir nicht haben. Wir leben nicht im Überfluss, sondern sind neidisch. Dankbarkeit ist die Erkenntnis, dass wir alles haben, was wir in diesem Moment brauchen.

Narzisstische Gedanken und Haltungen verhindern echte Dankbarkeit, deshalb muss man sie ständig im Auge behalten. Auch die Schuld auf andere zu schieben verhindert Dankbarkeit. In der Opferhaltung zeigt man mit dem Finger auf andere, und die, die sich immer als Opfer begreifen, können nicht sehen, wie viel Gutes ihnen das Leben bietet.

Wenn du für jede freundliche Geste Dankbarkeit erwartest, wirst du höchstwahrscheinlich enttäuscht werden, denn die wird oft vergessen. Ein wirklich großzügiger Mensch erwartet weder einen Preis, noch verbindet er seine Geschenke mit einer Absicht.

NICHT DIE GENE BESTIMMEN, OB EIN LEBEN GUT IST

Es ist leicht, dankbar zu sein, wenn alles gut läuft und das Leben blüht. Aber wenn die Umstände anders sind? Viel schwerer ist es, in ärgerlichen oder schwierigen Dingen Gründe für Dankbarkeit zu finden.

»Alles, was uns ankotzt, ist eine Chance.«

Ich empfinde alles, was mich ankotzt, als Chance, denn jeder Augenblick des Ärgers gibt mir die Möglichkeit, mich zu erforschen. In so einer Situation kann man sich fragen: Warum habe ich so reagiert? Wieso hat mich gerade diese Sache fast zur Weißglut gebracht?

Wenn wir die Gründe für unsere Reaktionen in uns finden, beginnen wir uns besser zu verstehen und können bewusst entscheiden, unsere Reaktion zu verändern. Wir haben keinen Einfluss darauf, was man zu uns sagt oder was um uns herum geschieht, aber wir haben die Wahl, wie wir darauf reagieren. Als mir das klar wurde, begann ich eine große Menge Energie zu sparen, die ich dafür verwenden konnte, etwas Neues zu schaffen.

Welche Gefühle belasten deinen Alltag, und welche Reaktionen möchtest du ablegen?

Bei einer Kündigung oder einer Scheidung empfindet man selten Dankbarkeit, aber im großen Maßstab können wir trotzdem eine Lebenseinstellung wählen, mit der wir Dankbarkeit suchen und finden.

Die Haltung hängt nicht vom Gesundheitszustand, dem Kontostand oder dem Aussehen ab. Damit schärft man seine Fähigkeit, die Geschenke des Lebens zu erkennen und anzuerkennen und die Dinge zu sehen, für die man dankbar sein kann, nicht die, auf denen ein Fluch lastet. Die schlechten Zeiten braucht man nicht zu vergessen, man kann ab und zu daran denken und dankbar dafür sein, dass man auch sie überstanden hat.

Studien zeigen, dass Menschen, die plötzlich schwerbehindert sind, relativ schnell Gründe finden, dankbar zu sein, ebenso die, die ihren Partner verloren haben. Der Verlust verursacht Schmerz, und den löschen keine Gedanken wie durch Zauber aus, aber der Mensch besitzt die Fähigkeit, sich auch in die traumatischsten Situationen zu fügen. Dabei hilft die Resilienz, also geistige Flexibilität, in der Optimismus, Ausdauer, Humor, soziale Unterstützung, Einstellung und das Gefühl von Sinn und Bedeutung eine große Rolle spielen.

Manche von uns sind schon früh positiver eingestellt und sind mit dem Leben zufriedener als andere, das ist meist genetisch bedingt. Trotzdem bestimmen nicht die Gene unser Glück. Sie schaffen einen gewissen Sockel fürs Glück, der einer Rechnung zufolge etwa die Hälfte des Ganzen ausmacht. Die Verhältnisse beeinflussen unser Glück etwa zu zehn Prozent, aber ein bedeutender Teil, vierzig Prozent, hängt von unserem Denken und unserem Verhalten ab. Darauf haben wir den meisten Einfluss.

Dankbarkeit ist also eine echte Superkraft mit großem Einfluss auf die Frage, ob es uns gut geht.

AUFGABE: OXYTOCIN UND DANKBARKEIT

Überlege dir Antworten auf die folgenden Fragen.
Wenn du willst, schreib sie auf.

1. Wofür bist du dankbar?
2. Was kannst du tun, um mehr Dankbarkeit zu empfinden?
3. Wie schaffst du eine Stimmung der Dankbarkeit?

ZUSAMMENFASSUNG OXYTOCIN

Was ist Oxytocin?

Oxytocin ist ein Hormon, das die zwischenmenschlichen Bindungen und das Vertrauen stärkt. Oxytocin gehört zur Partnersuche, zum Sex und zum Orgasmus, zur Geburt und zum Stillen. Dank Oxytocin verbindet uns all das Schöne, das wir miteinander tun.

Welches sind die beständigen Oxytocinquellen?

Im System der beständigen Liebe entspringt Oxytocin drei gesundheitsfördernden Quellen: Berührung, Präsenz und Dankbarkeit.

Wie kann ich den beständigen Oxytocinfluss fördern?

Durch Berühren und Umarmen, Kraulen und Streicheln. Schau dem anderen in die Augen, schreib ihm einen Brief, tauscht tiefe Gedanken aus. Such dir Menschen, mit denen du dein Gehirn auf der gleichen Wellenlänge synchronisieren kannst. Tanze und bewege dich zusammen mit anderen, genieße die Kunst.

Übe täglich, einen Augenblick lang bei dir zu sein. Lass deine Sinne das Steuer übernehmen und dir Details aus deiner Welt berichten. Versuche, den Menschen, die du triffst, volle Aufmerksamkeit zu schenken und für sie da zu sein.

Sei dankbar. Erkenne die guten Dinge im Leben und lerne sie zu schätzen. Dankbarkeit hilft dir, Freundschaften und Beziehungen zu anderen Menschen aufzubauen. Dankbarkeit vermehrt das Glück spürbar, sie ist eine Form der Liebe.

SO ÜBST DU DICH IN DANKBARKEIT

Wofür bist du in diesem Moment dankbar? Wenn du keinen einzigen Grund findest, solltest du sorgfältiger darüber nachdenken. Ich glaube, dass man in jedem Augenblick Gründe findet, dankbar zu sein, wir vergessen nur oft, wie man Dankbarkeit verspürt.

»Weise ist der Mensch, der nicht den Dingen nachtrauert, die er nicht besitzt, sondern sich der Dinge erfreut, die er hat.«

Epiktet

Auch wenn du heute mit deinem Leben nicht zufrieden bist, erwachen die Gefühle der Dankbarkeit, sobald du danach suchst. Das kann man mit innerem Aufrichten vergleichen.

Dankbarkeit zu erkennen kann man lernen, zum Beispiel indem man ein Dankbarkeitstagebuch führt, in das man jeden Tag fünf Dinge einträgt. Fürs Tagebuch sollte man immer neue, unerwartete Quellen entdecken, damit man bei dieser Tätigkeit nicht abstumpft und die Übung ihre Bedeutung verliert. Sei auch für kleine Details und »sinnlose« Dinge dankbar. Die Quellen der Dankbarkeit werden sehr schnell beginnen, mehr zu werden.

Man sollte keine Situationen oder Gefühle verhindern, nur weil man sich auf die Dankbarkeit konzentriert. Im Leben muss man alle Gefühle kennenlernen, sie durchleben und weitermachen. Es ist wichtig, dass du ehrliche Dankbarkeit empfindest, nicht nur automatisch Danke sagst, nur so kommst du weiter.

Um dankbar zu sein, kann man sich visuelle Stützen schaffen, zum Beispiel ein Foto der Familie oder einen wichtigen Satz als Bild vor sich hinstellen. Als Hintergrundanzeige des

Handys kann man ein Wort oder etwas anderes nehmen, was einen daran erinnert, dass alles in Ordnung ist.

Beginne die Dankbarkeitsübung damit, dass du erkennst, wofür du dankbar sein kannst, und im Stillen dafür dankst. Wenn du so weit bist, geh zu der Dankbarkeit über, bei der du dich per Brief, mit einem Anruf, einer SMS oder einem Treffen bedankst. Wenn du überraschend jemanden besuchst, um ihm zu danken, werdet ihr sicher beide gerührt sein. Die Macht der Dankbarkeit ist groß.

SO BEGINNST DU MIT DER DANKBARKEITSÜBUNG:

1. Schreibe fünf Dinge auf, für die du in diesem Moment dankbar bist. Halte inne und überlege, was dir Freude macht oder dich beruhigt. Sei den Menschen dankbar, die dir im Lauf des Lebens auf irgendeine Art geholfen haben.
2. Mach das zehn Tage hintereinander. Fülle das Tagebuch am Abend vor dem Schlafengehen aus oder notiere die Dinge in dein Handy, wenn sie dir einfallen. Wenn schlechtere Tage kommen, tut es gut, die Dinge durchzugehen, für die man dankbar ist.
3. Wenn man seinen Geist vom Stress reinigt, ist es leichter, dankbar zu sein. Du kannst dich auf deinen Atem konzentrieren und gleichzeitig mehrmals deinen Dank wiederholen oder dich zum Ende der Meditation einige Minuten auf Dankbarkeit konzentrieren.
4. Dankbarkeitsübungen sind das Fitnessstudio des Geistes. Je mehr du trainierst, desto stärker wird der Muskel, und desto leichter fällt es dir, die Übung zu machen. Am wichtigsten ist es, ins Studio zu gehen.

Wenn das alles im Augenblick zu viel ist, fang morgen früh damit an, dass du beim Aufstehen den Boden mit den Füßen berührst und Danke sagst.

ÜBUNG: DEINE ZUKUNFT AUS DER VOGELPERSPEKTIVE

Jetzt, wo du darüber nachgedacht hast, was dir wichtig ist und wovon du wirklich träumst, kannst du deine Kreativität nutzen und dir einen Brief schreiben, in dem du dein Leben beschreibst und für alles, was du jetzt besitzt, Dankbarkeit äußerst. Betrachte dein Leben aus der Vogelperspektive und versuche, die Dinge und deine Gefühle möglichst genau zu beschreiben. Wie fühlt sich dein Körper an, wenn du aufwachst? Mit wem frühstückst du? Wie sieht dein Zuhause aus, und vor allem: Wie fühlt es sich an, dort zu wohnen? Wohin gehst du, wenn du von zu Hause weggehst, und wie empfängt man dich an deinem Arbeitsplatz? Was empfindest du bei der Arbeit? Wenn du vor einer Herausforderung stehst: Wie reagierst du, und wie fühlst du dich danach? Mit welchen Gefühlen kehrst du am Abend nach Hause zurück, und wer erwartet dich dort? Wie schläfst du ein?

Die Hülle der beständigen Liebe

»Respektiere deinen Körper, du wohnst dein ganzes Leben lang darin.«

Der Kern der beständigen Liebe hatte die Aufgabe, dich dahin zu führen, dass du herunterschaltest und überlegst, wie du deine Gedanken und Taten in Einklang mit deiner inneren Stimme bringst. Das hilft dir, die ersten Schritte zu einem gesunderen Ich zu machen. Die Hülle der beständigen Liebe unterstützt diese Veränderung. Die drei Elemente der Hülle sind Innehalten, Ernährung und Bewegung. Sie unterstützen die beständige Ausschüttung der Liebeshormone.

Innehalten, Bewegung und Ernährung sind alles so große Themen, dass jedes einzelne sein eigenes Buch verdient hätte – zum Glück gibt es sie auch. In diesem Buch konzentriere ich mich darauf, diese Themen vom Standpunkt des verbesserten Gleichgewichts im Körper zu untersuchen. Das Gleichgewicht des Organismus, also die Homöostase, schafft die Voraussetzungen dafür, dass dein Körper ungehindert Liebeshormone produzieren kann.

Der Kern und die Hülle der beständigen Liebe stehen ununterbrochen miteinander in Verbindung. Indem wir den

Kern ins Gleichgewicht bringen, stärken wir die Hülle, und umgekehrt. Im günstigsten Fall umsorgen wir den Kern und die Hülle gleichzeitig.

Der Ausgangspunkt eines jeden Menschen ist individuell. Manchmal kann die Veränderung bei Dingen beginnen, die mit der Hülle zusammenhängen, die wiederum die Energie liefert, um den Kern aufzubauen. Wenn du dich gerade besonders stark belastet fühlst, kann es für dich am effizientesten sein, das Rezept für beständige Liebe damit in Angriff zu nehmen, dass du dich um ausreichendes Innehalten kümmerst.

Das Innehalten behandle ich in drei Teilen, und zwar Stressmanagement, Stressbewältigung und Schlaf.

DIE SYMPTOME SIND NUR DER SICHTBARE TEIL DES EISBERGS

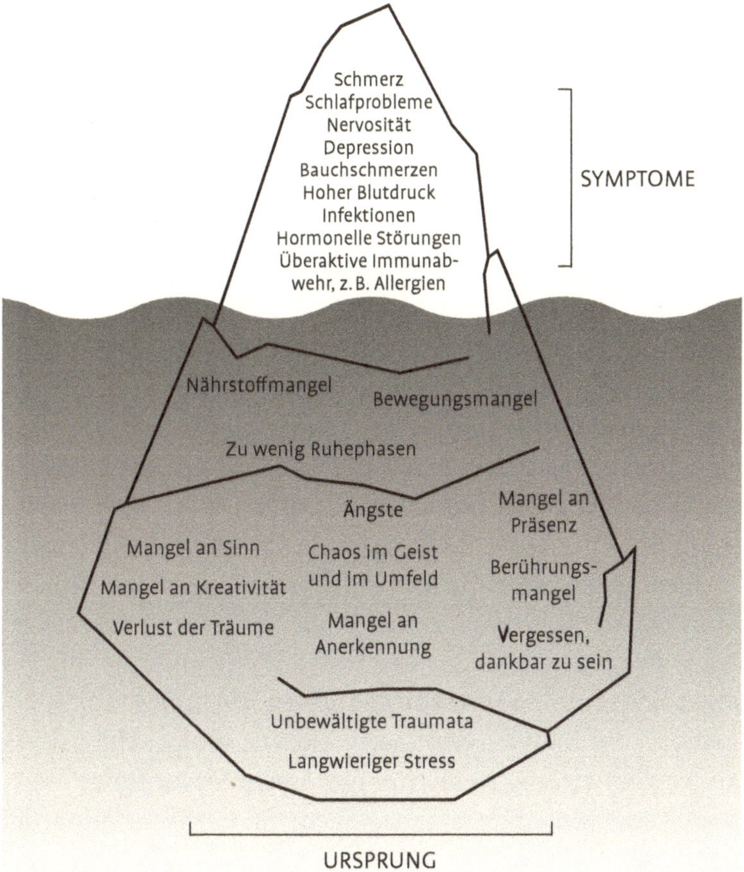

10. DIE ERSTE SCHICHT: INNEHALTEN

Innehalten ist die Bedingung für Veränderung und Wachstum

STRESSBEWÄLTIGUNG: DAUERSTRESS VERNICHTET DIE LIEBESHORMONE

In den Jahren des schlimmsten Herzschmerzes hatte ich heftige Konzentrationsprobleme. Lesen war unmöglich, und selbst beim Fernsehen schweiften meine Gedanken ständig ab. Ich fragte mich, wie ich die Prüfungen im Medizinstudium ohne größere Schwierigkeiten hatte bestehen können.

Eine langanhaltende Belastung kann die Konzentrationsstörung ADT (*Attention Deficit Trait*) hervorbringen. Das ist keine Diagnose, sondern beschreibt die Symptome, die bei einer Konzentrationsstörung auftreten: Unruhe, Nachlässigkeit und die Schwierigkeit, sich selbst in ruhiger Umgebung zu konzentrieren. Auch für die Verminderung der ADT-Symptome sind Stressmanagement und -bewältigung der Schlüssel.

Für das Gesamtgleichgewicht ist es am wichtigsten, die Beziehung zwischen der Belastung von Geist und Körper einerseits und dem Abschalten andererseits zu pflegen.

Ein Körper im Gleichgewicht ist immer bestrebt, sich selbst zu heilen. Durch unseren Lebensstil können wir dem Körper zu einer möglichst guten Balance verhelfen.

Wenn du lange joggst oder deine Muskeln intensiv trainierst, brauchst du Erholung, damit die Milchsäure aus dem Gewebe abgebaut und der entspannte Muskel neue Fasern aufbauen und stärker werden kann. Wenn du etwas intensiv studierst, braucht dein Gehirn zwischendurch eine Pause, damit die Dinge im Langzeitgedächtnis gespeichert werden können. Wenn du versuchst, für ein Problem eine kreative Lösung zu finden, musst du normalerweise auf andere Gedanken kommen, damit ein Aha-Erlebnis entstehen kann. Während ich an diesem Buch schreibe, merke ich, wie die Dinge klarer werden, sobald ich hinausgehe, in den Wald zum Laufen oder mit den Kindern in den Hof zum Spielen. Es ist dir sicher schon mal passiert, dass du dich unbedingt an den Namen eines Bekannten erinnern wolltest. Erst wenn du nicht mehr dran denkst, fällt dir der Name wieder ein.

Auch beim Stress geht es ums Gleichgewicht. Um unser Bestes zu geben oder im Leben Veränderungen vorzunehmen, brauchen wir kurzzeitigen positiven Stress. Mäßiger, vorübergehender Stress stärkt die Aufmerksamkeit und die Konzentrations- und Leistungsfähigkeit.

Die Herausforderung unserer Zeit besteht darin, dass unsere Tage voll sind mit Belastungen, unser Gehirn sich im Betawellen-Zustand abmüht und enorme Mengen Energie verbraucht. Am Nachmittag sind wir erschöpft und trinken eine Tasse Kaffee, um bis zum Abend durchzuhalten. Abends können wir nicht einschlafen, in der Nacht schlafen wir zu wenig, und genauso geht es am nächsten Tag weiter. Schließlich beginnen wir frühmorgens aufzuwachen, und unser Körper signalisiert durch verschiedene Symptome, dass es Zeit ist innezuhalten. Wir sind schon so an die Belastung gewöhnt, dass wir nicht innehalten können, bevor wir so tief drinstecken, dass wir dazu gezwungen werden anzuhalten.

Als ich mein eigenes Unternehmen gegründet hatte, war

ich so euphorisch, dass ich mich nicht schonte. Ich lief auf Hochtouren und konnte nicht schlafen. Begeisterung und Leidenschaft helfen, eine Zeitlang durchzuhalten, aber ohne die nötige Erholung schaltet der Organismus früher oder später auf Pause. Zum Glück brachten mir Schwangerschaft und Elternzeit eine kreative Pause in meiner Tätigkeit, und ich hatte Zeit nachzudenken, nach welchem Schema ich arbeiten will. Zu viele Menschen in meinem Umfeld haben selbst bei einer Arbeit, die sie lieben, einen totalen Burnout erlitten.

Der sogenannte Start-up-Burnout ist nichts, worauf man stolz sein sollte. Exzessive Belastung lässt sich vermeiden, denn jeder von uns kann seinem Nervensystem mit wenig Aufwand die nötige Erholung verschaffen, die den Teufelskreis der Belastung verhindert. Mehrmals täglich Pause machen zum Durchschnaufen, regelmäßiges Essen und entspannende Abendroutinen helfen dabei, dass das Gleichgewicht im Körper erhalten bleibt. Es ist wichtig zu verstehen, dass sich tägliches routinemäßiges Abschalten um ein Vielfaches bezahlt macht.

OPTIMAL WACH? SO GEHT'S

Wachsein ist sehr wichtig für unsere tägliche Aufmerksamkeit und Leistungsfähigkeit. Im Zustand optimalen Wachseins nutzen wir unsere graue Substanz, fällen überlegte Entscheidungen und wählen bewusste Alternativen. Gestresst, also überwach, übernimmt leicht das Säugetiergehirn das Kommando, wodurch wir möglicherweise impulsiv reagieren oder auch mal wie ferngesteuert eine ganze Tafel Schokolade essen.

Langanhaltender Stress verbraucht viel Energie, und

schließlich muss der Organismus abschalten, um die Lage zu korrigieren. Wir werden schlaff, fühlen uns antriebslos und vielleicht sogar deprimiert. Früher hielt ich solche Aufs und Abs für einen Teil meiner Persönlichkeit, aber inzwischen habe ich gelernt, meine Wachheit zu kontrollieren, zu lange Anspannung und den sich daraus ergebenden Leistungsabfall zu vermeiden.

Jetzt, da ich meine Neigung zur Überanstrengung kenne, pfeife ich rechtzeitig ab und gönne mir eine kleine Pause, in der ich meinen Körper durch Atmen zur Ruhe bringe. Auch ein regelmäßiger Essensrhythmus und Mikropausen, in denen ich nur zum Fenster hinaus in die Natur sehe oder einen kleinen Spaziergang mache, gehören zu meiner täglichen Regulierung der Wachheit. Ich sorge dafür, dass ich unbedingt genug Schlaf abbekomme. Um bis um vier Uhr wach zu bleiben und zu feiern, brauche ich einen guten Grund, aber auch das muss manchmal sein, und dann genieße ich es ohne schlechtes Gewissen, völlig abzuschalten.

Um zu lernen, unser Wachsein richtig einzustellen, ist es besonders wichtig, die Eigenschaften unserer Persönlichkeit und die erlernten Verhaltensmuster kennenzulernen.

ATMEN BERUHIGT

Atmen hilft, vom Gipfel der täglichen Belastung herunterzukommen. Unter Stress wird unser Atem flach. Wenn wir so tief atmen, dass sich das Zwerchfell bewegt, sendet der Vagusnerv die Nachricht vom Zwerchfell ans Nervensystem, dass alles in Ordnung ist und wir uns beruhigen können.

Regelmäßige Übungen mit tiefer Bauchatmung erhöhen die Fähigkeit des Gehirns, Informationen zu verarbeiten, und vermindern die physiologischen Folgen von Stress. Das ist ein erstaunliches Ergebnis für »bloßes« Atmen. Solche Übungen machen unter anderem die US-amerikanischen Navy Seals.

Die folgenden beiden Atemübungen sind meine liebsten, wenn man den Körper beruhigen und Angst beseitigen will. In extremen Stresszeiten nehme ich mir mehrfach täglich Zeit dafür. An entspannteren Tagen merke ich, dass der Atem automatisch tiefer geht.

Wenn du die Übungen liest, mach sie auch der Reihe nach. Einen Nutzen zieht man daraus nur, wenn man sie anwendet.

ATEMÜBUNGEN

Mit diesen Atemübungen bringt man das autonome Nervensystem schnell und einfach ins Gleichgewicht, beruhigt seinen Geist und beseitigt die Angst. Versuche, körperlich entspannt zu bleiben, und konzentriere dich darauf zu spüren, wie das Einatmen durch die Nase und das Ausatmen durch den Mund fließen und wie sich das Zwerchfell auf- und abbewegt.

Zwei-Mal-Atmen

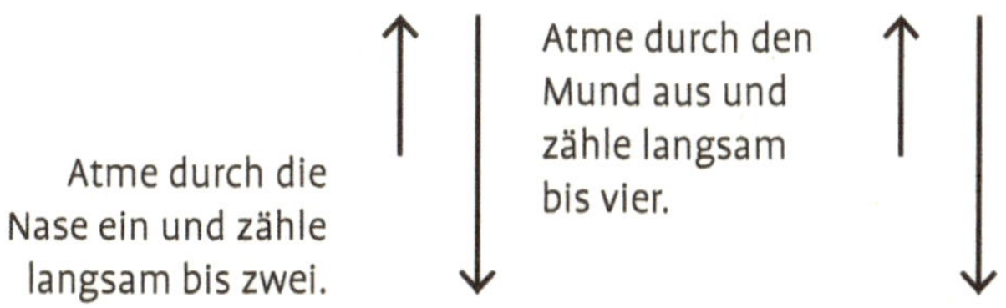

Du kannst den Atem so verlängern, dass du beim Einatmen bis drei und beim Ausatmen bis sechs zählst. Wichtig ist, dass das Ausatmen doppelt so lang dauert wie das Einatmen. Daher auch der Name Zwei-Mal-Atmen.

Viereckatmen

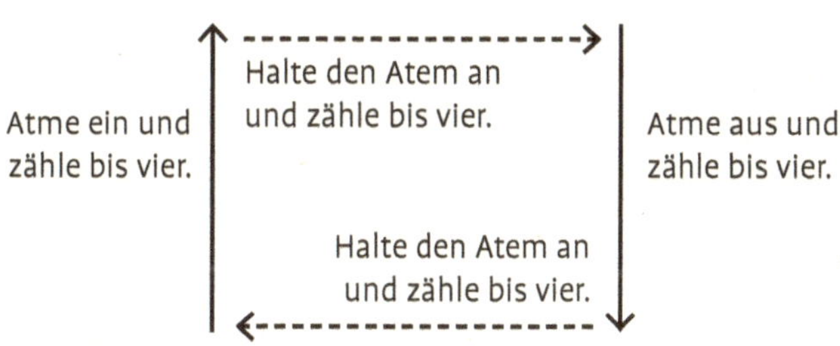

DAS GEHIRN MAG MIKROPAUSEN

Die heutige Arbeitswelt lässt sich am besten mit den Begriffen Hektik und Zersplitterung beschreiben. Im Idealzustand könnten wir uns auf eine Aufgabe konzentrieren und sie zu Ende führen, bevor wir die nächste in Angriff nehmen. In Wirklichkeit müssen wir viele Dinge gleichzeitig machen, so dass wir ständig zwischen den Aufgaben hin und her springen. Das überfordert unser Gehirn.

Außerdem bekommen wir von den Apps auf unseren smarten Geräten ständig Nachrichten, Anrufe, Aufforderungen und Anzeigen. Die ununterbrochene Informationsflut ermüdet unser Gehirn. Wenn der Störfaktor unsere Aufmerksamkeit von der Aufgabe ablenkt, die wir gerade erledigen, leidet die Arbeit.

Neben Multitasking und Unterbrechungen belastet es unser Gehirn, dass wir uns vieles merken müssen. Wenn der Arbeitsspeicher randvoll ist, wird kreative Denkarbeit außerordentlich schwer.

Ist das Gehirn überlastet, lassen Konzentrationsfähigkeit, Kreativität und Leistungsfähigkeit nach, es wird schwerer, Neues zu lernen und zu behalten. Oft müssen wir auch nach der Arbeit multitasken, was es erschwert innezuhalten, zur Ruhe zu kommen und abzuschalten. Unsere Synapsen arbeiten weiter auf Hochtouren.

Man kann auf viele Arten probieren, die Überlastung des Gehirns zu verhindern. Die Forscherinnen Mona Moisala und Minna Huotilainen haben ein neues Arbeitstagsmodell vorgestellt. Wenn möglich, teile deinen Arbeitstag in zwei. Widme den Vormittag der anspruchsvollen Denkarbeit und erledige am Nachmittag das Klein-Klein wie Anrufe, E-Mails und Meetings. So ist es möglich, am Vormittag die anspruchsvollen Aufgaben in Ruhe zu erledigen, ohne dauernd unterbrochen zu werden.

Im Lauf des Arbeitstages brauchen wir Mikropausen, also kleine Momente des Innehaltens. Wenige Minuten reichen, in denen man einige Male tief durchatmet und sich in Ruhe streckt.

Neben körperlicher Erholung benötigen wir auch eine Pause von den Störungen, die die Technologie mit sich bringt, von Hektik, Informationsflut und Lärm. Zwischendurch sollten wir uns eine Pause von größeren Menschenmengen gönnen, dafür aber Kontakt zu den Menschen suchen, mit denen wir in keinerlei Konkurrenz stehen. Manchmal ist das, was man braucht, ein Abend allein.

Wir sollten auch daran denken, dass die Form, in der sich ein extrovertierter Mensch erholt, für einen introvertierten eine Belastung sein kann. Wir sollten möglichst aufgeschlossen sein und überlegen, wie wir persönlich uns am effizientesten erholen.

INSPIRATIONEN FÜR RUHEMOMENTE

Auto fahren
mit einem Freund oder einer Freundin plaudern
lustige Videos schauen
Brote schmieren
Dinge in Ordnung bringen
tanzen
spazieren gehen
Wolken ansehen
in der Zeitung blättern

DER VAGUSNERV: SCHALTER ZWISCHEN ANGST UND LIEBE

Der Vagusnerv, also der »umherschweifende Nerv«, ist fürs Abschalten und fürs Stressmanagement sehr wichtig. Im Prinzip ist er der Schalter zwischen dem Sympathikus, also dem Kampf-oder-Flucht-Nervensystem, das uns antreibt, und dem Parasympathikus, also dem Ruhe- und Erholungsnervensystem. Eines der beiden ist immer aktiv, und mithilfe des Vagusnervs wechseln wir zwischen ihnen hin und her. Der Vagusnerv spielt auch bei der beständigen Ausschüttung der Liebeshormone eine so große Rolle, dass ich ihn Liebesnerv nenne.

Vom Gehirn gehen zwölf Nervenpaare aus, die unter anderem dafür sorgen, dass wir riechen, sehen, hören, im Gleichgewicht bleiben, Essen kauen, lächeln und uns zuzwinkern können.

Seinem lateinischen Namen nach ist der Vagusnerv ein Wanderer. Er verläuft den langen Weg unter anderem zum Kehlkopf, in den Rachen, die Speiseröhre, zum Herzen, in die Lungen, ins Zwerchfell, in die Leber, die Nieren, den Magen und den Darm sowie als Tastnerv in kleinen Fasern zur Hirnhaut, in die Gehörgänge und die Ohrmuscheln. Dieser wunderbare, vielfältige Nerv steuert die Atmung und die Herzfrequenz, beeinflusst die Verdauung und den Stoffwechsel, die Funktion der inneren Organe und des Darms sowie das Hormon- und das Immunsystem. Man kann sagen, dass der Liebesnerv unsere Gesundheit schützt.

Der Liebesnerv ist eine Autobahn in zwei Richtungen. Achtzig Prozent seiner Fasern verlaufen vom Körper zum Gehirn und zwanzig Prozent vom Gehirn zum Körper.

Im Stresszustand, wenn das Herz rast, arbeitet der Liebesnerv nicht. Um die Drehzahl zu reduzieren und uns zu entspannen, müssen wir irgendwie den Parasympathikus und den Vagusnerv aktivieren, der die Reaktion des Sympathikus bremst und abschaltet: Wir brauchen nicht zu kämpfen, zu fliehen oder zu erstarren, auch wenn die Stresssituation das von uns will. Wir können die Funktion des Liebesnervs optimal freisetzen, indem wir einfach richtig atmen.

Wenn der Parasympathikus aktiv ist, schlägt das Herz etwas unregelmäßiger, und wenn der Stress überhandnimmt, beginnt das Herz kräftiger zu schlagen. Eine ruhige, tiefe Atmung unterstützt die normale Herzfrequenzvariabilität. Der Zusammenhang zwischen tiefem Atmen und Herzrhythmus wurde schon vor über hundert Jahren theoretisch aufgezeigt. Heute wissen wir, dass die Verbindung tatsächlich existiert und dass sie übers Gehirn durch den Vagusnerv verläuft. Beispielsweise lernen Menschen, die bestimmte supraventrikuläre Rhythmusstörungen bekommen, diese zu beenden, indem sie die Funktion des Vagusnervs dadurch stimulieren, dass sie den Atem anhalten, in die hohle Hand oder in eine Flasche blasen, husten, kaltes Wasser trinken oder große Muskelpartien gleichzeitig anspannen.

Wenn wir unseren Geist beruhigen, drücken wir auf die vagale Bremse. Manchen fällt das Bremsen leichter, manche müssen mehr aufpassen und sich etwas mehr konzentrieren. Je früher man das vagale Bremsen in der Jugend übt, desto leichter fällt es einem im Erwachsenenalter.

Wenn sich ein Kind ereifert, kann ein Erwachsener es beruhigen, indem er mit ihm spricht und es auf den Schoß nimmt, um ihm Sicherheit zu geben. Auch ruhige Mimik und Gestik wirken auf das parasympathische System des Kindes und aktivieren seinen Vagusnerv. Durch Dialog und emotionale Kompetenz lernt das Kind ein Muster, wie man seinen Geist beruhigt.

Auch Emotionen zu erkennen und einzuordnen ist eine wichtige Methode, um Stress abzubauen. Diese Fertigkeit können wir ein Leben lang üben und entwickeln. Zu meiner Freude habe ich festgestellt, dass schon die Kleinsten in der Kita lernen, Gefühle zu benennen.

Innerlich zur Ruhe zu kommen ist eine wichtige Fähigkeit, die man jederzeit lernen kann, dafür ist es nie zu spät. Mithilfe dieser Fähigkeit können wir eine irre Menge Energie sparen, die wir einsetzen können, um uns weiterzuentwickeln und unsere Gesundheit zu fördern.

SO STIMULIERST DU DEN VAGUSNERV

Außer durch Atmen kann man die Funktion des Vagusnervs auf folgende Weise stärken:
Stell dich unter eine kalte Dusche, bade im Eisloch oder geh für eine Weile ohne dicke Kleidung hinaus in die Kälte. Du kannst auch nach einer warmen Dusche dreißig Sekunden lang kalt duschen oder dir nur das Gesicht mit kaltem Wasser waschen.
Eine andere Methode, den Vagusnerv zu aktivieren, ist Singen oder Summen oder auch etwas immer wieder vor sich hin sagen, denn der Vagusnerv steht in Verbindung mit den Stimmbändern und den Kehlkopfmuskeln. Das vom Yoga bekannte »Om« lässt den Kehlkopf kräftig vibrieren und stimuliert den Vagusnerv effizient. Du kannst den Vagusnerv auch stimulieren, indem du mit Wasser gurgelst.
Wenn man den Verdacht hat, dass die Funktion des Vagusnervs irgendwie beeinträchtigt ist, prüft man sie mit dem Würgereflex. Der Reflex bewegt die Kehlkopfmuskeln, und du kannst ihn, wenn du willst, beim Zähneputzen ausprobieren, indem du dich vorsichtig mit dem Finger hinten am Gaumen kitzelst.
Der Vagusnerv wird durch Bewegung, Spazierengehen, Schwimmen, Laufen, Radfahren und Gewichtheben aktiviert. Die Zwerchfellatmung beim Pilates aktiviert den Vagusnerv praktisch mit jeder Bewegung. Den Vagusnerv kann man auch aktivieren, indem man sich auf den Rücken legt und den Bauch entweder mit den Händen massiert oder indem man die Knie erst gleichmäßig gegen die Brust drückt, dann loslässt und die geschlossenen Knie abwechselnd nach rechts und links neigt.
Die angenehmste Art, den Vagusnerv zu aktivieren, ist La-

chen. Freunde zu treffen und mit ihnen zu lachen aktiviert den Vagusnerv unter anderem durch die Bewegungen des Kehlkopfs und des Zwerchfells. Lachen entspannt, setzt Liebeshormone frei, vermindert die Stresshormone, beruhigt das Herz und weckt positive Gefühle.

MEDITATION – ALTE UND NEUE MEDIZIN

Während bewusste Präsenz oder Achtsamkeit die Vorspeise der Atem- und Bewusstseinsübungen ist, ist Meditation der kräftigere Hauptgang. Mit Achtsamkeitsübungen für den Körper kannst du Körper und Geist auf die Meditation vorbereiten.

Bei Meditation denken viele vor allem an tibetische Mönche oder an ein Yogastudio, in dem man im Lotussitz hockt, Mantras in einer fremden Sprache rezitiert und die innere Lotusblüte sucht.

Immerhin weiß man dank Studien heute viel über den gesundheitlichen Nutzen von Meditation. Mit Meditation können wir einen wild galoppierenden Geist beruhigen und den Körper in einen Ruhezustand bringen, der erholsamer ist als tiefer Schlaf.

Die Funktionsweise des Gehirns ist sehr individuell, also kann es eine Weile dauern, bis man die passende Meditationsform für sich findet. Diese Kunst zu erlernen war für meine eigene Genesung sehr wichtig. Fast zehn Jahre lang schob ich alle möglichen Gründe vor, warum Meditieren nichts für mich ist, wie: »Ich habe es innerlich zu eilig«, oder: »Ich kann nicht innehalten und nichts tun«, oder: »Ich gehe lieber tanzen oder am Strand spazieren.« Ich hatte mich so an die Dauerbelastung gewöhnt, dass sich mein Unterbewusstsein heftig gegen eine Veränderung wehrte. Erst als ich nach der Geburt meines zweiten Kindes so müde und erschöpft war, dass ich schon fürchtete, wieder chronisch krank zu werden, entschloss ich mich, der Meditation eine Chance zu geben und es zehn Tage lang zu versuchen.

Schon nach dem ersten Tag bemerkte ich einen Unterschied. Mein Geist beruhigte sich, und ich schlief leichter ein. Ich explodierte nicht mehr wegen Kleinigkeiten. Meditieren wurde ein Teil meines Lebens und gehört zu den wichtigsten Dingen, mit denen ich zur Ruhe komme und meine Gedanken ordne. Ich glaube, ohne Meditation hätte ich inmitten der Alltagshektik nicht die Kraft gehabt, große Entscheidungen zu treffen wie die, eine neue Wohnung zu kaufen. Die Meditation hat mir geholfen zu erkennen, was ich will, mir zu vertrauen und Schritte in die richtige Richtung zu machen.

Meditationsskeptikern empfehle ich, sich noch einmal mit der Wirkweise von Hirnwellen auseinanderzusetzen.

Vereinfacht gesagt gibt es während eines Tageszyklus im Gehirn gewöhnlich fünf verschiedene Wellenlängen. Den größten Teil des Tages verbringen wir auf der Beta-Frequenz, der Frequenz der Alltagstätigkeiten. Wenn wir es eilig haben und gestresst sind, ist das Gehirn auf der höchsten Frequenz der Beta-Welle, was sehr verbrauchsintensiv ist und viel Energie verbrennt. Wenn wir zu viel Zeit auf der Beta-Frequenz verbringen, fühlen wir uns gehetzt, erschöpft und verängstigt, kritisieren unter Umständen die Leute in unserer Umgebung und sehen überall Bedrohungen. Allmählich brennen wir aus.

Wenn wir eine kleine Pause einlegen, beispielsweise indem wir die Augen schließen, kann das Gehirn zur Alpha-Frequenz übergehen. Wir werden ruhiger, und die äußeren Reize belasten uns weniger. Das intensive Nachdenken und Analysieren lassen langsam nach.

Am Morgen, wenn du erwachst, und am Abend, wenn du am Einschlafen bist, oszilliert das Gehirn auf Theta-Frequenz. Wir sind an der Grenze zwischen Schlafen und Wachen und gelangen auch ins Unterbewusstsein. Dies ist die Frequenz, die auch bei der Hypnose angewendet wird.

Im Tiefschlaf wechselt das Gehirn zur Delta-Frequenz. Dann sind wir tief im Unterbewusstsein.

Durch Meditation können wir unser Gehirn aus der Beta- in die Alpha- und Theta-Frequenz versetzen. Dein Denken wird entspannter und geordneter. Du bist kreativer und verstehst die größeren Zusammenhänge besser. Du befindest dich in einem Zustand, in dem wir viel mehr Zeit verbringen sollten. Dem Zustand, der hilft, Altes zu korrigieren und Neues aufzubauen.

Laut Studien steuert unser Unterbewusstsein uns bis zu fünfundneunzig Prozent des Tages, und nur während fünf Prozent der Zeit basiert unser Tun auf bewusstem Denken. Wenn wir das Gehirn aufs Alpha- und Theta-Level bringen, können wir auch das Tor zum Unterbewusstsein öffnen. Deswegen ermöglichen und verstärken Meditation und andere Übungen und Methoden, die die Hirnfrequenz herabsetzen, einen Veränderungsprozess. Im Idealfall gelangen wir in den gleichen Zustand wie Kinder, bei denen das Gehirn besonders empfänglich ist, und können effizient neue neuronale Verbindungen aufbauen.

Ich hätte ohne die Hilfe der Meditation keine beständige Veränderung geschafft, und heute meditiere ich mindestens fünf bis fünfzehn Minuten am Tag. Am besten legst du das Meditieren auf die Zeit, in der du müde bist. Für viele ist der Augenblick am Morgen gleich nach dem Aufwachen die natürlichste Zeit zum Meditieren. Ich meditiere meistens am Abend unmittelbar vor dem Schlafengehen oder am Nachmittag, wenn die Müdigkeit ihren Höhepunkt erreicht.

MEDITATIONS-CHALLENGE

Versuche, einundzwanzig Tage lang fünf Minuten am Tag zu meditieren, und wenn du schnelle Ergebnisse willst, fünfzehn Minuten am Tag.

Im empfehle, vor der Meditation die Fragen durchzugehen, die ich nach den Anfangskapiteln über Dopamin, Serotonin und Oxytocin stelle. Such dir eine Frage aus und überlege dir die Antwort. Such dir dann ein positives Gefühl, das du genau in dem Moment in deinem Körper spürst, und lies dir den Kraftsatz vor, der aus deiner Antwort entsteht, um das Gefühl zu verstärken. Wenn du still wirst, um zu meditieren, wiederhole den Kraftsatz in Gedanken. Sollten deine Gedanken abschweifen, sei unbesorgt, das ist völlig normal. Das Wichtigste beim Meditieren ist innezuhalten und auf seine Gedanken zu lauschen.

Manchmal hilft beim Meditieren beruhigende, sanfte Musik im Hintergrund. Eine andere Möglichkeit der Beschallung sind binaurale Beats, also verschiedene sich überlagernde Frequenzen. Einige Studien belegen, dass die Schwingungen die Hirnwellen verändern und den Hörer tiefenentspannen oder erfrischen können, je nach Frequenz des Beats. Beim Meditieren und beim Einschlafen solltest du Frequenzen nutzen, die zur Tiefenentspannung führen.

STRESSABBAU: ENERGIEERNEUERUNG

Früher, voller Herzschmerz, überschüttete ich mein Umfeld monate-, wenn nicht jahrelang mit den immer gleichen Geschichten und Gedanken, die sich in meinem Kopf drehten.

Meine armen Freunde! Bei starker Belastung kann das Hin-und-her-Überlegen, also Wiederkäuen von Dingen, andauern und dem ursprünglichen Zweck entgegenarbeiten. Statt Stress abzubauen, vermehren ihn solche Gedanken noch. So ging es auch mir. Ich machte mich mit meinen eigenen Gedanken fertig.

Wenn so eine Situation länger anhält, bleibt das autonome Nervensystem sozusagen stecken und erlaubt uns nicht mehr zu entspannen. Die Stresshormone, die lange auf hohem Level gehalten werden, beeinflussen den Schlaf-/Wachrhythmus, und der Schlaf wird schlechter. Die Müdigkeit verursacht noch mehr Stresshormone, und wir sehen überall Bedrohungen. Angst nimmt von uns Besitz und lädt uns noch mehr Stress auf. Und fertig ist der Teufelskreis. In so einer Lage brauchen wir Hilfe, um den Kreislauf des Stresses zu kappen.

Eine Scheidung, eine Kündigung oder das Erkranken von jemandem, der uns nahesteht, können uns so stark belasten, dass das Gleichgewicht leidet und der Stress zum Dauerzustand wird. Damit habe ich Erfahrung. Heute versuche ich, die ersten Zeichen einer Belastung zu erkennen und darauf zu reagieren. Wenn ich merke, dass die tägliche Belastung aus verschiedenen Gründen zu hoch ist und mein Schlaf darunter leidet, intensiviere ich das Abschalten im Lauf des Tages durch diverse Methoden, die sich als effizient erwiesen haben, wie Yoga Nidra, kalte Duschen oder der auf tiefen Frequenzen basierenden Entspannungsmethode. Auch Akupunktur, Reflexzonentherapie oder Klangtherapie können beim Stressabbau helfen.

KÄLTE ZEIGT WIRKUNG

Sich Kälte auszusetzen, durch kaltes Duschen, Baden im Eisloch oder Ähnliches, bringt die Stresshormone erwiesenermaßen ins Gleichgewicht. Wenn wir ängstlich oder gestresst waren, kommen wir zu Ruhe, und wenn wir müde waren, bekommen wir mehr Energie. Kälte hebt das Serotonin- und das Dopaminlevel. Zu meiner Freude gibt es in der Nähe meiner Wohnung ein Eisloch, in das ich oft eintauche. Es ist auch sehr schön, nach einer Party darin zu planschen, oder wenn sich das Gehirn heiß gelaufen hat.

YOGA NIDRA

Yoga Nidra entdeckte ich, als ich unter einer Virusinfektion litt und mich mein zweijähriges Kind nachts immer wieder weckte. Ich dachte, ich werde nie mehr gesund, denn in der Nacht schlief und erholte ich mich zu wenig. Ich beschloss, unter der Audioanleitung eines bekannten Yogalehrers eine Übung auszuprobieren, die man daheim auf dem Sofa machen kann, man braucht nur Kopfhörer. Die Übung verlangsamt die Hirnwellen und versetzt einen in den tiefenentspannten Zustand zwischen Schlaf und Wachen. Man hat beobachtet, dass die Übung Stress abbaut. Die US-Army benutzt sie, um die Genesung von Soldaten, die unter einer posttraumatischen Belastungsstörung leiden, zu unterstützen.

Sollte dir Meditation aus irgendeinem Grund schwierig vorkommen, könnte Yoga Nidra ein einfacheres Mittel sein, die Entspannung von Geist und Körper kennenzulernen. Ich meine, es ist ein effizientes und einfaches Mittel, Angst zu vermindern, den Schlaf zu verbessern und den Geist freizubekommen. Einen Link zur Übung findest du auf Englisch unter docemilia.com/jooga-nidra-syvarentoutus/, im Beitrag Yoga Nidra by Satu.

NIEDERFREQUENZWELLEN

Niederfrequenzwellen wiederum versuchen auf sanfte Art, den Körper zur Entspannung zu zwingen, und können damit das Stresslevel senken. In Studien zeigte sich, dass diese Methode bei Schlafstörungen helfen kann. Niederfrequenzwellen setzt man außerdem als Unterstützung bei verschiedenen Schmerztherapien und als Entspannungshilfe für Sportler ein. Auch viele Unternehmen nutzen Niederfrequenzwellen, und die Angestellten können während des Arbeitstages Momente der Entspannung auf Niederfrequenzsofas oder -matratzen genießen.

AKUPUNKTUR

Akupunktur ist ein traditionelles chinesisches Heilverfahren, bei dem an gewissen Punkten des Körpers feine Nadeln angesetzt werden. Die Akupunkturpunkte, die gemäß der traditionellen chinesischen Auffassung die Körperorgane abbilden, oder die Meridiane haben in der westlichen Schulmedizin keine Entsprechung, trotzdem heilt man viele Leiden mit Akupunktur.

Akupunktur eignet sich beispielsweise für die unterstützende Behandlung von Genick- und Schulterschmerzen, Arthrose- und Rückenbeschwerden, Migräne und Schmerzen des peripheren Nervensystems. Ihre Wirkungsweise ist nicht vollständig bekannt, aber man weiß, dass der Impuls der Nadel das Ausschütten von körpereigenen Schmerzmitteln, der Endorphine, anregt. Dadurch, dass der Arzt den Patienten im Lauf der intensiveren und längeren Behandlung berührt, kann auch Oxytocin ausgeschüttet werden, der Stress wird gelindert. Endorphine wirken nur momentan, aber der Nutzen einer Akupunkturserie kann bis zu einem Jahr anhalten. Akupunktur verliert auch bei häufiger Anwendung nichts von ihrer Wirkung, wenn sie von Anfang an einen Nutzen gebracht hat.

In Finnland bietet die öffentliche Gesundheitsfürsorge in vielen Städten Akupunktur als Teil anderer Behandlungen an. Zum Beispiel die Fünf-Punkte-Ohrakupunktur verwendet man in verschiedenen Entspannungsgruppen, bei Entzugserscheinungen im Drogenentzug und bei der Behandlung von Schlafstörungen.

REFLEXZONENTHERAPIE

Neben Akupunktur kann man auch Reflexzonentherapie probieren. Bei der Reflexzonentherapie werden bestimmte Punkte auf den Fußsohlen, in den Handflächen, an den Ohren und an anderen Stellen gedrückt und massiert. Die Wirkung der Reflexzonenmassage besteht aus stressabbauenden, Liebeshormone produzierenden Elementen wie Berührung, Konzentration aufs eigene Empfinden, sanftem und wertschätzendem Dialog, Spiegelung des Lebens im Gespräch und Beruhigung, weil man die restliche Welt ausschließt.

Medizinisch ist die Reflexzonenmassage noch ziemlich wenig erforscht. Eine interessante finnische Studie ging der Frage nach, ob Reflexzonenmassage bei Koliksymptomen von Babys hilft. Bei insgesamt 35 Babys wurde die Reflexzonentherapie angewandt, bei der der gesamte Körper durch Massieren und Drücken behandelt wurde. Bei fast der Hälfte der Babys hörten die Koliksymptome ganz auf, und bei den anderen ließen sie nach. Das half auch den Eltern, denn sowohl der Elternstress als auch das Einsamkeitsgefühl der Mütter wurden abgebaut. Zusätzlich wurde das Stillen leichter, nachdem die Koliksymptome bei den Babys verschwanden.

Die Forscher sind der Meinung, dass Reflexzonenmassage eine sichere und effiziente Möglichkeit ist, Babykoliken zu behandeln, wenn sie unter der Leitung geschulter Gesundheitsprofis ausgeführt wird.

OSTEOPATHIE

Osteopathie wird hauptsächlich für Gelenke, Muskeln und Bindegewebe eingesetzt, sie kann unter anderem bei Rückenschmerzen und Bewegungseinschränkung der Gelenke helfen.

Wenn man Störungen und Schmerzen des Bewegungs- und Stützapparats behandelt, kann das auch auf die Funktion des gesamten restlichen Körpers einen Einfluss haben. Ich habe die lustige Beobachtung gemacht, dass mein Magen sofort zu knurren beginnt, wenn sich die Blockaden lösen.

Eine häufige Beschwerde bei Erwachsenen ist ein Schmerz im oberen Rücken hinter den Schulterblättern. Dahinter steckt oft eine Funktionsstörung der kleinen Gelenke der Brustwirbelsäule, also eine Facettenblockade. Hinter der Blockade können langer Stress und oberflächliche Atmung stehen, die die Blockade noch mehr erschwert. Das Lösen der Blockade kann die Situation beenden, helfen, den Körperstress abzubauen und den Organismus wieder ins Gleichgewicht zu bringen.

DIE LAST DES UNBEWUSSTEN ABLEGEN

»Bis Sie das Unbewusste bewusst machen, wird es Ihr Leben lenken und Sie werden es Schicksal nennen.«

C. G. Jung

Das Unterbewusstsein kann eine unerkannte, schwere Last tragen. Diese Form von Stress besteht aus unverarbeiteten Gefühlen und schwierigen Erinnerungen, die unter den Teppich gekehrt wurden, aus verschiedenen Traumata und unbewussten Hindernissen, Vorstellungen und Sorgen. Die Reaktionen des unterbewussten Stresses können stark sein, deshalb wäre es gut, innezuhalten und zu überlegen, was für Dinge im eigenen Unterbewusstsein uns bedrücken könnten.

Eine stressige Situation gibt uns die Möglichkeit zu beobachten, welches unbewusste Verhaltensmuster sie auslöst. Wenn du zum Beispiel unter Belastung und extremer Anspannung schnell laut wirst und schreist, könntest du, nachdem die Situation vorbei ist, innehalten und überlegen, warum du das machst, woher das Gewirr solcher Gedanken und deine Reaktion kommen und ob du dich lieber irgendwie anders verhalten würdest.

Weil es schwer und sogar schmerzhaft sein kann, ins Unterbewusstsein zu reisen, ist es oft gut, zur Unterstützung einen Therapie-Profi hinzuzuziehen.

Genauso wichtig ist es, aufgestaute Gefühle zu befreien, denn es kann uns helfen, zu weinen und dadurch Gefühlsstress abzubauen. Für den Stressabbau ist Weinen wichtig, denn wenn wir weinen, verlangsamen sich der Herzschlag und der Atem, und der Gehalt von Stresshormonen sinkt. Nach dem Weinen fühlt man sich oft ruhiger und entspannter. Man sagt nicht umsonst, dass Weinen erleichtert.

Trotzdem ist Weinen nicht immer leicht, denn wir sind kulturell so geprägt, dass wir unsere Gefühle lieber für uns behalten. Musik, Filme und andere Kunstformen sind gute Möglichkeiten, Gefühle an die Oberfläche zu bringen und die Tränen fließen zu lassen. Auch verschiedene Körpertherapien können eine Weinblockade lösen.

EMDR- UND TRE-THERAPIEN

Ich habe ein paar interessante Formen von Körpertherapie und -übungen gefunden, die dabei helfen können, eine unbewusste Last abzuladen. Zwei davon stelle ich hier vor: die EMDR-Augenbewegungstherapie und die TRE-Zittertherapie.

EMDR *(Eye Movement Desensitization and Reprocessing)* ist eine Methode, bei der man sich sowohl den Erinnerungen aussetzt, die sich störend aufs Jetzt auswirken, als auch Augenbewegungen macht, mit denen man sie in den Griff bekommt. Mit dieser Methode ist es möglich, unter anderem einzelne Traumata, schwierige Erinnerungen, Ängste und Bedrückung zu verarbeiten. In Finnland wird EMDR zur Behandlung von traumabasiertem Stress empfohlen.

TRE *(Tension and Trauma Releasing Exercises)* ist eine Methode, bei der der Körper aktiviert wird, indem man die Muskeln im Hüftbereich mit Dehnübungen zum Zittern bringt.

Das Zittern setzt sich im ganzen Körper fort und löst die von Stress und Hyperaktivität verursachten Muskelverspannungen. Unter Angst und Stress zittern viele Tiere, deshalb bauen sie gemäß dem Erfinder der TRE-Methode den Stress schneller ab als der Mensch, der gelernt hat, das als Schwäche angesehene Zittern zu kontrollieren. Nach einer TRE-Übung ist der Körper entspannt, man fühlt sich erschöpft oder erfrischt, je nach Tagesform. Auch zur Zittertherapie gehören weder Mystik noch ein Glaubenssystem, sondern es ist eine normale Körperübung, die auch den Geist entspannt.

KLANGTHERAPIE

Seit ein paar Jahren interessiere ich mich auch für Klangtherapie als Unterstützung beim Stressabbau. Bei der Klangtherapie erzeugt man klingende und hallende Geräusche mit Klangschalen und anderen Instrumenten, die in verschiedenen Frequenzen schwingen. Zur Klangtherapie kann man auch die eigene Stimme einsetzen. Der Zweck der Therapie ist, den Geist zu beruhigen und den Körper zu entspannen.

Vor einiger Zeit organisierte ich eine Geburtstagsparty bei mir zu Hause. Wir begannen den Abend mit einer kleinen Klangübung, einer *Sound Healing Session.* Ich merkte, dass meine Freunde darauf nett und voll Neugier reagierten. Wenn gestresste Menschen zu einer Party zusammenkommen, vergeht normalerweise einige Zeit, bis man sich ein bisschen zurechtfindet, und man ist anfangs im Zustand scheuer Angst. Zu Beginn meiner Geburtstagsfeier setzten wir uns alle in unseren schicken Outfits auf den Boden, schlossen die Augen und konzentrierten uns auf die Klänge. Am nächsten Tag bekam ich Rückmeldungen von den Gästen, dass sie schnell wie nie begonnen hätten, mit den anderen offene und tiefe Gespräche zu führen. Ich glaube, die gemeinsame Aktion stimmte uns alle aufeinander ein, und unsere Gehirne wurden gewissermaßen synchronisiert.

Ich bin der Auffassung, dass Klänge, richtig eingesetzt, ein gutes Hilfsmittel sind, aber an der falschen Stelle werden sie zur Verschmutzung, die uns aufreibt. Man sollte zwischendurch immer mal innehalten und überlegen, mit was für Geräuschen man sich im Lauf des Tages umgibt. Ich schalte das Radio sofort um, wenn ich merke, dass mich die Musik unruhig macht.

Bei uns zu Hause beginnt der Morgen oft damit, dass eine kleine Stimmgabel anklingt. Mein kleiner Sohn mag den hellen und hohen Ton, den die Stimmgabel erzeugt. Es ist schön, sein Gesicht zu sehen, wenn er sie anschlägt und dabei lächelt.

Guter Schlaf, gesunder Schlaf

Wenn ein Mensch unter Schlafmangel leidet, kann es sein, dass er gleich am Morgen hypersensibel auf »Bedrohungen« reagiert. Eines Morgens, nach einer schlecht durchschlafenen Nacht, erschreckte ich mich vor meiner Tochter, als sie in die Küche kam. Wir lachten laut darüber, wie gefährlich sie doch sei. Ein entspannter Geist zuckt nicht grundlos zusammen.

Ich weiß noch, wie beängstigend der Schlaf war, als ich noch unter Schlafstörungen litt. Ich war so müde, dass ich die Tage wie im Nebel verbrachte. Abends kam ich wiederum nicht zur Ruhe. Schlafmittel waren eine Hilfe, aber ich merkte, dass sich schnell eine gewisse Abhängigkeit einschlich. Außerdem wusste ich, dass Schlafmittel die Arbeiten beeinträchtigen, denen das Gehirn normalerweise im Schlaf nachgeht. Irgendwann sprach ich von mir als von jemandem, der schlecht schläft, und überlegte, dass ich das von väterlicher Seite geerbt hatte.

Als ich in die neue Wohnung umzog, beschloss ich, diese Haltung aufzugeben und wieder jemand zu sein, der gut schläft. Gleichzeitig entwickelte ich mein eigenes Rezept für beständige Liebe und sorgte dafür, dass ich tagsüber genügend Pausen zum Innehalten einlegte. Zu Beginn störte es ein bisschen beim Schlafen, dass die Wohnung neu war, aber nach ein paar Monaten merkte ich, dass ich mich vor dem Schlafen nicht mehr fürchtete, sondern es genoss. Ich schlief tiefer und träumte mehr. Ich möchte also vor allem daran erinnern, dass schlechter Schlaf meistens eher ein Symptom ist als eine Eigenart und dass wir alle die Möglichkeit haben, gut schlafen zu lernen.

Sobald wir unser eigenes Modell für beständige Liebe geschaffen und den Stress bewältigt haben, verbessert sich ganz nebenbei auch die Schlafqualität. Wenn man das Rezept der beständigen Liebe zusammenstellt, kann man manchmal trotzdem damit beginnen, dass man seinen Schlaf besser macht.

Alle Geschöpfe, Würmer, Vögel, Fische und Säugetiere, schlafen oder kennen einen schlafähnlichen Zustand. Wenn der Schlaf für den Menschen nicht wichtig wäre, hätte das Schlafbedürfnis im Lauf der Evolution abgenommen. Das ist aber nicht der Fall, sondern ein erwachsener Mensch braucht jede Nacht durchschnittlich sechs bis neun Stunden Schlaf.

Manche Menschen schlafen weniger, andere brauchen mehr Schlaf, das liegt an den Genen. Genauso geben die Gene vor, ob du ein Morgen- oder ein Abendmensch oder irgendetwas dazwischen bist. Im mittleren Alter schläft man oft nicht mehr so tief und lässt sich leichter stören, manchmal braucht man auch länger zum Einschlafen. Es ist ein Zeichen für guten Schlaf, wenn man nach dem Aufwachen hellwach ist und tagsüber nicht durch Müdigkeit eingeschränkt wird.

Bei allen Geschöpfen kann das Schlafbedürfnis für einige Zeit abnehmen, wenn sie Nahrung besorgen, sich vermehren oder die Nachkommen pflegen müssen. Dann verhindern sowohl das Stresssystem als auch das Dopaminsystem den Schlaf. Rekordhalter unter den Schlaflosen sind die Stelzenläufer: Das Graubruststrandläufermännchen versammelt einen Harem um sich und versucht, sich mit möglichst vielen Weibchen zu paaren. Je mehr Kontakte, desto mehr Nachkommen. Die Rekordvögel bleiben fast einen Monat lang ununterbrochen wach.

An der Regulierung von Schlafen und Wachen sind beim

Menschen viele Botenstoffe des Gehirns, Hormone und andere biochemische Faktoren beteiligt. Je aktiver unsere Nervenzellen und je länger wir wach sind, desto mehr Adenosin, der Schlafsand des Gehirns, sammelt sich an. Mit Kaffee kauft man sich etwas zusätzliche Wachzeit, denn Koffein verhindert die Wirkung des Adenosins, aber Adenosin wird man nur los, wenn man schläft. Statt Kaffee zu trinken, wäre es besser, dem Körper tagsüber die Mikropause zu geben, die er so dringend braucht und die auch den Schlaf der folgenden Nacht begünstigen würde.

Im schlummernden Ruhezustand tankt das Gehirn Energie, bringt den Müll raus und baut etwas Neues auf. Schlafmangel behandelt unser Körper wie eine Infektion, so dass lang anhaltender Schlafmangel oder schlechter Schlaf zu einer leichten Infektion führen kann.

Das Gehirn arbeitet sowohl im NREM-Tiefschlaf als auch in der REM-Phase, in der wir träumen. Ein Teil der Verbindungen zwischen den Nervenzellen wird schwächer, ein Teil stärker, und die Verbindungen, die nicht gebraucht werden, werden weggefegt: Das Gehirn nutzt den Schlaf dazu, die Informationen, die es als wichtig erachtet, zu ordnen und mit den schon vorhandenen Informationen aus dem Gedächtnis zu verknüpfen. So fügen sich die Dinge wie bei einem Puzzle.

GUTE SCHLAFROUTINE

Wer die Schlafqualität verbessern möchte, versucht sich oft an verschiedenen Routinen und Beruhigungstechniken. Im hektischen Alltag werden sie aber oft vergessen.

Auf Körperebene können wir den Schlaf begünstigen, indem wir einen Tagesrhythmus einhalten, Sport treiben, uns gesund ernähren und uns ausreichend erholen. Auf psychischer und geistiger Ebene können wir unserem Schlaf Vorschub leisten, indem wir Gedanken, Gefühle, Haltungen und Vorstellungen im Auge behalten und uns auf bewusste Präsenz konzentrieren. Das, womit wir es tagsüber zu tun haben, beeinflusst unseren Schlaf und unsere Träume. Alle Tätigkeiten, die dem Gleichgewicht der Liebeshormone förderlich sind, unterstützen auch einen guten Schlaf.

Vom Einfluss des Lebensstils weiß man, dass Bewegung das Einschlafen erleichtert und die Dauer des Tiefschlafs verlängert. Einige Stunden vor dem Schlafengehen sollte man keinen intensiven Sport mehr treiben, vielmehr sind hier Dehnübungen und ein Abendspaziergang das Richtige.

Eine kleine Menge Alkohol kann helfen, schneller einzuschlafen, aber gleichzeitig schadet er der Schlafqualität. Ich bemerke, wie schon kleine Mengen meinen Schlaf beeinflussen, und trinke nur noch wenig, am liebsten zum Brunch, dann kann der Alkohol bis zum Schlafengehen verbrennen.

Auch Koffein kann schon in niedrigen Dosen der Schlafqualität schaden, und bei mehr als zwei Tassen pro Tag laufen laut Studien Menschen, die empfindlich auf Koffein reagieren, Gefahr, Angstzustände und Paniksymptome zu bekommen.

Hast du bemerkt, dass Kaffee einen Einfluss darauf hat, wie du einschläfst? Bei der Halbwertszeit des Koffeins bestehen große individuelle Unterschiede, die vom Unterschied im Stoffwechsel der Menschen herrühren. Bei manchen halbiert sich die Menge des Koffeins im Blut nach vier Stunden, andere brauchen dafür bis zu zehn Stunden. Ich trinke nach 15 Uhr keinen Kaffee mehr, denn mich hält das Koffein lange wach. Auch sonst trinke ich am Tag höchstens drei Tassen Kaffee, und oft ersetze ich normalen Kaffee durch Zichorienkaffee oder Matcha-Tee.

Schlaf kann man damit unterstützen, dass man als Abendessen Nahrungsmittel wählt, die Tryptophan, eine Vorstufe von Serotonin und Melatonin, enthalten wie Putenfleisch, Huhn, Milch, Vollkorn und Nüsse, vor allem Mandeln. Wenn tryptophanhaltige Lebensmittel, langsame Kohlenhydrate und Proteine zum Abendessen gehören, beruhigt sich der Körper und wird schläfrig.

Abendroutinen helfen dem Körper zu erkennen, wann es Zeit wird schlafen zu gehen. Sie können daraus bestehen, dass man liest oder einen ruhigen Naturfilm ansieht. Bildschirme, die blaues Licht ausstrahlen, sollte man mindestens eine Stunde vor der anvisierten Schlafenszeit ausschalten.

Ich verstärke das Entspannen auch mit Düften. Der Geruchssinn ist der einzige Sinn, der eine direkte Verbindung zum limbischen System hat und enge Verbindungen zu den Hirnarealen, die für die Entstehung der Gefühle verantwortlich sind. Direkte Verbindung bedeutet, dass zum Beispiel die Amygdala schneller auf einen Duft reagieren kann als auf die Informationen, die die anderen Sinne liefern.

Düfte aus der Natur beeinflussen den Stressabbau. In einer schwedischen Studie ließ man junge Leute aus Stockholm Gerüche des Hauptstadtverkehrs (Abgase) oder Gerüche aus der Natur (Fichten oder frisch gemähtes Gras) wahrnehmen und verpasste ihnen währenddessen kleine Stromstöße. Umgeben von Düften aus der Natur bauten sie den Stress schneller ab.

Ich mag es, mein Zuhause mit ätherischen Ölen wie Muskatsalbei und Lavendel zu beduften. Oft massiere ich mir auch vor dem Schlafengehen ein paar Tropfen Weihrauchöl in die Fußsohlen ein und habe bemerkt, dass ich dadurch leichter einschlafe. Ätherische Öle können sehr stark wirken, deshalb sollte man sie vorsichtig dosieren. Verwende sie immer den Anweisungen entsprechend und vergewissere dich vorher, dass sie qualitativ hochwertig sind.

BEWUSSTE PRÄSENZ HILFT AUCH IN DER NACHT

Der Mensch verschläft ungefähr ein Drittel seines Lebens, und gelegentliche Schlaflosigkeit gehört einfach dazu. Es ist verständlich, dass jeder von uns manchmal schlecht schläft, unter Schlaflosigkeit leidet und mitten in der Nacht aufwacht. Laut Statistik leidet etwa ein Drittel der Erwachsenen jedes Jahr unter gelegentlicher Schlaflosigkeit. Wenn sie einem länger zu schaffen macht, sollte man mit einem Arzt, einem Schlafspezialisten oder einem Schlaftrainer sprechen. Zur Behandlung der Schlaflosigkeit wurde eine effiziente Palette von medikamentfreien Methoden entwickelt.

Schlaf sollte man nicht bewusst einschränken. Das Beste, was wir für unseren Schlaf tun können, ist sicherzustellen, dass wir genügend Zeit dazu haben und dass wir den Stress des Tages vor dem Zubettgehen ablegen. Im Modell der beständigen Liebe und im Hormongleichgewicht ist das Wohlergehen des Gehirns das A und O.

Wenn du lernst, tagsüber bewusst präsent zu sein, kannst du die Methode auch in der Nacht anwenden, wenn dir die Gedanken keine Ruhe lassen und den Schlaf vertreiben. Wenn man nicht einschlafen kann, kann man das sanft, wohlwollend und kritiklos feststellen, statt sich zu ärgern oder zu ängstigen. Genauso neutral und wohlwollend können wir die Gedanken und Erinnerungen prüfen, die vor dem Schlafengehen aufkommen, und alles, was während des Tages geschehen ist. Wenn man in der Nacht das Kissen nervös gegen die Wand schlägt, wird man wohl kaum leicht einschlafen.

Wenn wir es zu sehr darauf anlegen, können wir nicht schlafen. Verbissene Einschlafversuche können zu Stressgefühlen wie Gereiztheit und Deprimiertheit führen. In so aufgedrehter Stimmung ist es so gut wie sicher, dass man wach bleibt.

Und wenn du es mit umgekehrter Psychologie probierst? Die Idee hinter der paradoxen Intention ist die, bewusst genau das zu machen, wovor man Angst hat. Wenn man eine schlaflose Nacht befürchtet, kann man versuchen wach zu bleiben, statt mit allen Mitteln zu versuchen einzuschlafen.

Bei so einer Übung legt man sich bequem ins Bett und macht das Licht aus, hält aber die Augen offen. Die Sorgen und Ängste lässt man kommen und bleibt wach. Wenn die Augenlider schwer werden, nimm dir vor, noch ein paar Minuten lang wach zu bleiben und dann zu schlafen, wenn du bereit bist. Der Schlaf kommt ganz natürlich, wenn wir aufhören, ans Einschlafen und ans Schlafen zu denken.

Die Schlafexperten haben auch einen guten Tipp, wie man unwichtige und zufällig herumflitzende Gedanken stoppt. Dafür kann man sich ein bedeutungsloses Wort aussuchen, zum Beispiel »und«, »dass«, »aber«. Wenn du mitten in der Nacht aufwachst, fang sofort an, das Stoppwort zu benutzen, bevor du zu wach wirst. Wiederhole das Wort etwa alle zwei Sekunden mit geschlossenen Augen. Sprich es nicht aus, aber bilde es lautlos mit dem Mund. Wiederhole es immer wieder, fünf bis zehn Minuten lang.

Ein Mensch kann nicht gleichzeitig verschiedene Wörter denken und sprechen, deshalb hindert der Gebrauch des Stoppwortes die Gedanken daran, ins Bewusstsein vorzudringen. Ein bedeutungsloses Wort weckt auch keine Gefühle.

»Nimm das Morgen nicht mit ins Bett.«

Norman Vincent Peale

ÜBUNG: SORGENZEIT

Nimm dir eine Woche lang jeden Tag fünfzehn bis dreißig Minuten, in denen du dich sorgst. Mach das immer zur gleichen Zeit und ausreichend früh vor dem Schlafengehen. Stell dir zur Erinnerung den Handywecker ein.

Wenn du am Tag oder in der Nacht eine Sorge verspürst, schreib sie auf. Denk nicht weiter dran, schiebe sie auf bis zur Zeit der Sorgen. Das kann dir schwierig erscheinen, aber denk dran, du wirst dich später drum kümmern.

Zur Zeit der Sorgen kannst du die Gedanken flattern lassen oder dir die folgenden Fragen stellen:

Was geschieht, wenn die Sache nicht oder schlecht gelöst wird? Was geschieht dann? Was bedeutet es mir und was sagt das über die Situation aus?

Überlege danach, was du denken oder tun müsstest, um das Problem zu lösen. Welche Bedrohungsszenarien stimmen nicht, wenn man sie im Licht der Tatsachen betrachtet? Welche deiner Sorge kannst du nicht beeinflussen und musst sie deswegen akzeptieren und ertragen? Was in deinem Denken ist pures Wiederkäuen, das du genauso gut auch lassen kannst?

SO FINDEST DU SCHLAF

Leg tagsüber Pausen ein und schalte ab.

Sport verbessert die Schlafqualität, aber wenn du einen leichten Schlaf hast, solltest du abends nicht trainieren.

Halte den Essensrhythmus ein und iss eine reichhaltige, leicht verdauliche Mahlzeit nicht zu kurz vor dem Schlafengehen.

Wenn dich etwas bedrückt, schreib es auf.

Genieße wenigstens die letzte Stunde des Abends und schaffe dir deine eigenen Entspannungsroutinen. Höre zum Beispiel beruhigende Musik, schnuppere an ätherischen Ölen, genieße Kerzenlicht, bade oder lies ein Buch.

Widme das Schlafzimmer dem Schlafen. Benutze lieber einen herkömmlichen Wecker und lass das Handy woanders.

Wenn das Zimmer sehr hell ist, hänge Verdunkelungsvorhänge auf. Das Zimmer sollte kühl sein. Nimm als Bettbezüge natürliche Materialien wie Baumwolle, Leinen oder Seide.

Bevor du einschläfst, überlege, wofür du heute dankbar bist.

11. DIE ZWEITE SCHICHT: ERNÄHRUNG

Nahrung als Quelle von Lebenskraft und Energie

Halte einen Moment inne und denk darüber nach, wie privilegiert du bist, dass du für dich oder deine Lieben kochen darfst. Manchmal halte ich nach einem hektischen Tag bei diesem Gedanken inne, schalte ruhige Musik ein und zünde neben dem Herd eine oder zwei Kerzen an. Sofort wird das Kochen zu einer anderen Erfahrung. Es kostet mich keine Energie, sondern gibt mir welche.

Wenn ich gutes Essen mit einem Wort beschreiben sollte, würde ich das Wort »Nährstoffdichte« nehmen. Es beschreibt das Verhältnis der enthaltenen Nährstoffe in einem Lebensmittel in Bezug auf seinen Energiegehalt.

Mit abwechslungsreicher und nährstoffreicher Nahrung garantieren wir unserem Körper genügend Bausteine und Teilchen für alle wichtigen Reaktionen, die in den Zellen stattfinden. Indem wir dafür sorgen, dass wir genügend Nährstoffe bekommen, garantieren wir auch, dass wir genügend Bausteine haben, um Liebeshormone zu bilden.

Ich mag Zimtschnecken und Pizza, aber ich sorge dafür, dass ich jeden Tag Essen in allen Regenbogenfarben zu mir nehme. Wenn möglich, greife ich zu Bio- und Regionalprodukten. Aber ich bin keineswegs kompromisslos, vor allem will ich mein Essen genießen.

Sollte ich mal zwei Tage lang echt ungesund essen, mache ich mir deswegen keine Vorwürfe, sondern denke, die Schlemmerei hatte ich nötig, und kehre dann zu meiner gesunden Routine zurück.

In vieler Hinsicht glaube ich an die 80-zu-20-Regel: Wenn achtzig Prozent der Nahrung gesund sind, können zwanzig Prozent etwas weniger gesund sein.

»Lass die Nahrung deine Medizin sein
und Medizin deine Nahrung!«
Hippokrates

DIE STILLE ENTZÜNDUNG SCHWELT UNBEMERKT

Der Kern und die Hülle des Modells beständiger Liebe stehen ständig miteinander in Verbindung. Ich denke zum Beispiel an Dopamin und Serotonin. Wenn unser Kern nicht im Gleichgewicht ist und wir uns ständig schnelle Dopamin- und Serotoninboosts holen, kann es sein, dass wir bei der einfachen und schnellen Methode landen, also Fett und Zucker essen. Dem schnellen Anstieg folgt aber ein schneller Abfall, und schon bald denken wir an den nächsten Schokoriegel oder ein frisches Hefeteilchen. Auf lange Sicht begünstigt zu viel Zucker stille Entzündungen, die das Cortisollevel im Körper anheben. Der Körper verbraucht auch Energie, um die Entzündung zu hemmen. Das stört den Dopaminspiegel noch mehr, und fertig ist der Teufelskreis.

Die stille Entzündung entsteht allmählich, ist chronisch, erfasst den ganzen Körper und zeigt keine Symptome. Eine Entzündung ist eine natürliche Abwehrreaktion des Organismus, die man sich im Allgemeinen als Schmerz oder Schwellung vorstellt. Wenn man einen Splitter in den Finger kriegt, versucht der Organismus durch eine Entzündungsreaktion, den Verursacher des Schmerzes auszustoßen, und beginnt, das Gewebe zu reparieren. Die stille Entzündung im Körper kann mitunter vom Ungleichgewicht im Darm kommen oder von langwierigem Stress, oft steht eine Verbindung von beiden dahinter.

Der Körper kann die Energie, die er zur Heilung braucht, zum Beispiel daher nehmen, dass er das Dopaminsystem hemmt. Zytokine, vom Immunsystem erzeugte Botenstoffe, beeinflussen vor allem die Nervenzellen, die für Belohnung verantwortlich sind, und wir nehmen das gedrosselte Belohnungssystem als verminderte Motivation wahr.

Es ist bekannt, dass eine stille Entzündung vor allem von einer Ernährung verursacht wird, die aus reichlich leeren, schnellen Kohlenhydraten und gesättigten Fetten besteht und nur aus wenig frischem Obst und Gemüse. Wenn wir stille Entzündungen hemmen, fördern wir das Gleichgewicht im Körper.

EIN REGENBOGEN AUF DEM TELLER

Ich interessiere mich schon lange dafür, wie die Farben des Essens die Gesundheit beeinflussen. Was sagen uns die Farben von Obst und Gemüse?

Die leuchtende Farbe vieler Beeren, Früchte und Gemüsesorten kommt von den darin enthaltenen Phytochemikalien, den sekundären Pflanzenstoffen. Das sind biochemisch aktive Substanzen, zu denen unter anderem Flavonoide, Anthocyane und Carotinoide gehören. Es wurde nachgewiesen, dass eine Ernährung mit vielen sekundären Pflanzenstoffen das Risiko zahlreicher Krankheiten senkt. Die genauen Schutzmechanismen sind noch nicht bekannt, aber die Forscher glauben, dass die bioaktiven Verbindungen im Obst und Gemüse freie Radikale verhindern und DNA-Schäden vorbeugen können. Es scheint, als wären für diese Wirkung viele Verbindungen nötig.

Sekundäre Pflanzenstoffe hat man schon zu Tausenden entdeckt, und eine Portion Gemüse kann hundert verschiedene sekundäre Pflanzenstoffe enthalten. Indem du abwechslungsreich verschiedenfarbige Pflanzen, Beeren, Wurzelgemüse und Obstarten isst, stellst du sicher, dass du verschiedene sekundäre Pflanzenstoffe aufnimmst.

Durch die Farben des Regenbogens auf dem Teller wird das Essen auch schön. Wurzelgemüse zum Beispiel ist bunt, und indem du einheimisches Gemüse isst, kannst du ökologisch handeln und günstig einkaufen: Du isst das Gemüse, das gerade Saison hat. Dann schmeckt es auch am besten, und sein Nährstoffgehalt ist am höchsten.

Es ist eine weit verbreitete Annahme, dass Kinder kein Gemüse mögen, und dadurch beeinflussen wir die Abneigung eines Kindes gegen Gemüse selbst. Ich mache das so, dass ich Gemüse nicht besonders hervorhebe und auch Gemüseessen nicht extra belohne. Mein Zweijähriger mag gerade Blumenkohl und Spargel, und dem leiste ich Vorschub, indem ich sie ihm ohne weitere Diskussion vorsetze. Der größte Teil meiner Einkäufe besteht daher auch aus buntem Gemüse, Wurzeln und Obst.

Am liebsten kaufe ich:

Grün
Kräuter
Brokkoli
Grünkohl
Rucola
Avocados
Spinat
Zucchini
Rosenkohl
Matcha-Tee

Orange
Orangen
Möhren
Kürbis
Süßkartoffeln

Rot
Preiselbeeren
Spitzpaprika
Tomaten
Chilis
Erdbeeren
Rote Bete

Gelb
Zitronen
Bananen
Eigelb

Olivenöl
Kartoffeln
Kurkuma

Dunkel
Blaubeeren
dunkle Schokolade
Kaffee
Zichorie
Chia-Samen
Zimt

Weiß
Knoblauch
Zwiebeln
Blumenkohl
Eiweiß
Topnamburs
Fenchel

Beim Kochen bevorzuge ich Gewürze und Kräuter, von denen erwiesen ist, dass sie stille Entzündungen hemmen können. Dazu gehören:

- Basilikum
- Ingwer
- Zimt
- Koriander
- Kurkuma
- Kümmel
- Oregano
- Rosmarin
- Thymian
- Knoblauch

ZUCKERSUCHT EINDÄMMEN

Viele von uns kämpfen gegen ihre Abhängigkeit vom Zucker. Die Fett- und Zuckerspirale kann man jedoch zurückdrehen, wenn man am Kern des Rezepts arbeitet und beständige Dopamin- und Serotoninquellen im Alltag findet. Bei mir hat das den Heißhunger auf Zucker allmählich eingedämmt.

Die Fett- und Zuckerspirale kann man auch zurückdrehen, indem man sich dem Gefühl stellt, das den Heißhunger erzeugt. Wir sollten überlegen, wie dieses Gefühl sonst gestillt werden könnte. Wenn wir aus Langeweile essen, können wir uns eine alternative Dopaminquelle überlegen und uns eine sinnvolle und lohnende Tätigkeit suchen. Wenn wir aus Angst essen, ist es am gesündesten, einen kleinen Spaziergang in der Natur zu machen und einen Baum zu umarmen, um das Serotonin- und das Oxytocinlevel zu boosten.

Beim Impulsessen ist es vor allem wichtig, den Rhythmus der Mahlzeiten einzuhalten, denn wenn wir ein Essen ausfallen lassen, weil wir am Vortag geschlemmt und jetzt ein schlechtes Gewissen haben, bekommen wir Hunger, Stresshormone werden leicht ausgeschüttet, und unser Säugetierhirn übernimmt die Kontrolle. Dann setzt der Verstand oft aus, und es ist, als würde ein ungezogener Rottweiler vor einem Stück Kuchen sitzen ... Du kannst dir denken, wie es dem Kuchenstück ergeht.

Am Anfang ist die Veränderung vielleicht nicht einfach, aber wenn du dir dein eigenes Verhaltensmodell bewusst machst, hast du den ersten großen Schritt schon getan.

PROTEINE ALS BAUSTEINE DER LIEBESHORMONE

Proteine sind wichtige Bausteine der Liebeshormone. Sie bestehen aus Aminosäuren, aus denen unser Körper unter anderem Botenstoffe und Hormone herstellt.

Auch bei den Proteinen sollte man auf Qualität, nicht auf Quantität achten. Ich esse heute gern wieder das Gleiche, was ich als Kind in meiner Familie aß: regionales Fleisch von guter Qualität, Wild, Wurzelgemüse und Kräuter. Auf unserem Bauernhof züchteten wir Schafe, in der Speisekammer war immer Wurzelgemüse, und wir kauften nie Salat im Laden, sondern aßen zum Essen Krautsalat. Das Essen in meiner Kindheit war nach heutigen Standards also echtes Gesundheitsessen. Zurzeit bevorzuge ich für meine eigene Ernährung auch pflanzliche Proteinquellen und abwechslungsreiche Hülsenfrüchte, Getreide, Nüsse und Samen. Erbsensuppe ist immer noch eine ausgezeichnete Mittagsmahlzeit.

Ich habe immer verschiedene Nüsse im Schrank und knabbere sie gern als Zwischenmahlzeit zu einer Banane. (Vergiss nicht, dass das Fett in Nüssen ranzig wird, bewahre also angebrochene Packungen nicht unnötig lange auf. Stell die Dosen mit den Nüssen an einen Ort, wo du sie täglich siehst und daran denkst, auch davon zu essen.)

Im Moment habe ich im Haus:

- Mandeln
- Walnüsse
- Paranüsse
- Haselnüsse
- Chia-Samen
- Sonnenblumenkerne
- Sesam

AUCH BEI DEN KOHLENHYDRATEN ENTSCHEIDET DIE QUALITÄT

Aus der Nahrung beziehen wir Energie, aber manchmal kann uns das Essen die Energie auch entziehen.

Früher sprach man bei Ernährung viel von Kalorien und dem Energiegehalt der Nahrung. Heute weiß und betont man, dass es um viel mehr als um Kalorien geht, wenn wir von Nahrung als Gesundheitsmittel sprechen. Wir wissen, dass in Krapfen viele Kalorien stecken, aber fühlen wir uns nach einem Krapfen gut mit Energie versorgt? Oft ist das Gegenteil der Fall. Wichtiger als Kalorien ist, was für Nahrung wir zu uns nehmen, wie unser Darm sie aufnimmt und wie unser Körper das Ganze verwertet.

Wie bei den Proteinen sind auch beim Bedarf an Kohlenhydraten viele einzelne Faktoren wichtig, und auch bei den Kohlenhydraten entscheidet die Qualität, nicht die Quantität.

Wegen des Serotonins wäre es gut, mit den Mahlzeiten Kohlenhydrate aufzunehmen. Die Aminosäure Tryptophan ist ein Baustein für Serotonin, und sie kommt in Lebensmitteln mit hohem Proteingehalt vor. Kohlenhydrate helfen dabei, dass Tryptophan aufgenommen wird und ins Gehirn gelangt.

Ich empfehle, komplexe Kohlenhydrate zu bevorzugen und die Mahlzeiten mit guten Fetten und qualitativ hochwertigen Proteinen zuzubereiten. Die Kohlenhydrate im Essen sollten aus Wurzelgemüse, Früchten, Beeren und Vollkorn kommen.

NIMM GENÜGEND ÖL ZU DIR

Als ich zwanzig war, gab es in Finnland eine Zeit, in der *fettfrei* richtig boomte. Ich vermied Fett, trieb aber Sport und bewegte mich viel. Später wurde mir klar, dass ich im Alter zwischen fünfzehn und sechsundzwanzig unter starkem Fettmangel litt. Als ich begriff, dass ich viel gutes Öl brauche, ging es mir in vieler Hinsicht besser, auch meine Haut wurde nicht mehr so schnell trocken. Öl in ausreichender Menge trug auch dazu bei, dass mein Hormonhaushalt ins Gleichgewicht kam, wonach meine Periode regelmäßiger kam und ich weniger aufgebläht war.

Ich gehörte auch zu denen, die eine ganze Tafel Schokolade essen und sich danach schlecht fühlen. Ich glaube, mein Heißhunger auf Schokolade kam zumindest teilweise daher, dass ich in meiner Nahrung nicht genügend Fett und Nährstoffe hatte. Jetzt, wo ich nährstoffreich esse und genügend Öl zu mir nehme, habe ich keinen unkontrollierten Heißhunger mehr. Ich glaube, vielen geht es genauso. Inzwischen liebe ich Olivenöl und träufle es ebenso in den Haferbrei wie aufs Roggenbrot, in den Salat und über die Pizza.

Ich freue mich, dass man heute positiv von Fetten spricht, und hoffe, dass jeder ihren wichtigen Beitrag zur abwechslungsreichen Ernährung versteht.

PFLEGE DEINE DARMBAKTERIEN

Mit dem, was wir essen, können wir die Zusammensetzung unserer Darmbakterien und damit die Kommunikation zwischen Darm und Gehirn beeinflussen. Man schätzt, dass in unserem Darm etwa hundert Billionen Bakterien hausen. Obwohl die Erforschung der Darmbakterien erst am Anfang steht, scheint es, dass das Gleichgewicht im Darm einen großen Einfluss auf unser Wohlergehen hat. Es wurde beobachtet, dass vierzig Prozent der Moleküle, die das Blut transportiert, von den Darmbakterien produziert werden. Viele davon sind Botenstoffe, die unsere Stimmung beeinflussen.

Man fand heraus, dass sich Stress negativ auf die Darmbakterien auswirkt. Also tut der Gedanke, der dem Rezept für beständige Liebe zugrunde liegt, nämlich die Pflege des Gleichgewichts zwischen Geist und Körper und die Stressbeherrschung, auch den Bakterien gut.

Auch der Kontakt mit Natur und Umwelt unterstützt das sogenannte Mikrobiom. Ich spaziere möglichst oft barfuß in der Natur, auch meine Kinder laufen im Sommer auf dem Land ohne Schuhe herum. Die Hände in die Erde zu stecken ist eine effiziente Methode, seine Körperbakterien zu diversifizieren.

Die Bakterien aus der freien Natur sind für Menschen jeden Alters nützlich, besonders für kleine Kinder. Studien haben gezeigt, dass es das Immunsystem stärkt, wenn man in frühester Kindheit mit Bakterien in Kontakt kommt. Angemessener Kontakt mit Bakterien kann auch im Erwachsenenalter vor Asthma schützen. Erst vor Kurzem gab es Hinweise darauf, dass Menschen, die in der Stadt wohnen, bereits nach zweiwöchigem Kontakt mit Waldbakterien eine wesentlich verbesserte Vielfalt im Mikrobiom aufweisen.

Auch Haustiere beeinflussen das Mikrobiom erwiesenermaßen positiv, so dass einen Hund zu streicheln und zu kraulen dem Geist höchstwahrscheinlich unter mehreren Aspekten guttut.

Die Vielfalt der Darmbakterien können wir auch damit unterstützen, dass wir dafür sorgen, mit der Nahrung genügend Probiotika und Präbiotika aufzunehmen.

NÜTZLICHE PROBIOTIKA UND PRÄBIOTIKA

Viele wissen, dass man nach einer Antibiotikatherapie und vor einer Auslandsreise Probiotika nehmen soll. Gut erforschte Probiotika sind zum Beispiel *Lactobacillus* GG, *Lactobacillus reuteri* und *Bifidobacterium lactis*.

Die Basis der Studien ist aber noch ziemlich schmal, und es ist unmöglich, ohne Weiteres zu wissen, welche Bakterien dein Darm gerade am meisten braucht. Deshalb ist es gut, viele verschiedene gesäuerte und fermentierte Lebensmittel abwechselnd zu essen.

Der Ausdruck »probiotisch« kommt aus dem Lateinischen und bedeutet »fürs Leben«.

Probiotika sind erwiesenermaßen gesundheitsfördernde Bakterien, die dabei helfen, das normale Gleichgewicht der Darmbakterien aufrechtzuerhalten oder wiederzuerlangen und somit das Leben im Darm zu fördern. Schon die alten Ägypter sollen für ihre Gesundheit fermentierte, bakterienhaltige Getränke genossen haben, aber erst seit ein paar Jahren hat die Wissenschaft begonnen, genauere Daten zum Nutzeffekt der Bakterien zu liefern.

Säuern und Fermentieren sind gute Methoden, um probiotische Nahrungsmittel herzustellen. Sauerkraut, Sauerteigbrot, Kimchi, Kombucha, Sauermilchprodukte und Kefir sowie Tempeh und viele Käsesorten sind mögliche gesundheitsfördernde Quellen von Bakterien.

Präbiotika hingegen sind unverdauliche Ballaststoffe, die die bereits im Darm lebenden nützlichen Bakterien ernähren und ihnen dabei helfen, sich zu vermehren. Genauso, wie du essen musst, brauchen auch deine Freunde im Darm Nahrung, um bei der Verdauung und der Verarbeitung der Nährstoffe zu helfen, sie auf den Weg in den Blutkreislauf und damit zu den verschiedenen Zielorganen und Geweben zu bringen. Wenn im Essen nicht genügend Ballaststoffe sind, beginnen die Bakterien im schlimmsten Fall vor Hunger die Darmwände anzuknabbern, was die Wände undicht macht und die Gefahr einer stillen Infektion birgt. Sorge also dafür, dass deine Freunde im Darm immer satt sind.

Gute Präbiotikaquellen sind zum Beispiel Wurzelgemüse, Früchte, Hafer und Beeren.

ANTIBIOTIKA FACKELN ALLES AB

Den Gebrauch von Antibiotika sollte man sorgfältig abwägen, sowohl aus der Sicht der weltweiten Antibiotikaresistenz als auch um des eigenen Darms willen. Ich stelle mir eine Antibiotikatherapie wie das Abbrennen eines Feldes vor. Antibiotika sind wie große Kanonen, die alles niederschießen, was sich ihnen in den Weg stellt, auch die guten Bakterien. In vielen Situationen muss man Antibiotika einsetzen, aber wenn man sie eigentlich nicht braucht, sollte man sie nie »für alle Fälle« nehmen. Nach einer Antibiotikatherapie muss man das abgebrannte Feld mit möglichst abwechslungsreichem guten Essen und möglicherweise mit Präbiotika und Probiotika nähren.

Verschiedene Bakterien verarbeiten verschiedene Nährstoffe, deshalb können sie auch unsere Gedanken spezifisch beeinflussen. Ich finde es interessant, dass mein Heißhunger auf Zucker nach einer Antibiotikatherapie weg war. Vielleicht waren die Bakterien, die den Heißhunger auf Zucker bewirkt hatten, gestorben, und als ich nach der Therapie auf meine Ernährung achtete und meinen Zuckerkonsum erheblich einschränkte, blieben auch die Heißhungerbakterien weg. Solche Veränderungen sind möglich, wir kennen erst die Spitze des Eisbergs.

Indem du deinen Darm pflegst, pflegst du dein Stresslevel, dein Gehirn und deinen Geist. Und umgekehrt, das Wohlergehen von Gehirn und Geist beeinflusst die Aktivität des Darms wesentlich.

BLUTZUCKER UNTER KONTROLLE

Wenn wir den Blutzucker in Schach halten und hohe Blutzucker-Peaks vermeiden, können wir unserem Körper helfen, stille Entzündungen zu hemmen.

Ich versuche, meine Mahlzeiten nach einem einfachen Modell zusammenzustellen. Oft bereite ich Mahlzeiten zu, deren Proteinquelle Fisch, Huhn oder ein anderes Fleisch ist, bei einer vegetarischen Mahlzeit nehme ich gern Tempeh oder Linsen. Dazu mache ich Kartoffelpüree in größeren oder kleineren Mengen, je nachdem, wie hungrig ich bin. Darauf kommen Öl, Meersalz, Pfeffer, Zitrone und Kräuter – ich streue fast auf jedes Gericht frische Kräuter wie Basilikum, Koriander, Rosmarin, Thymian oder Petersilie. Sie machen sich auch hübsch als Topflanzen in der Küche, somit verwöhne ich mich außer mit Blumen auch mit Kräutern.

Als Dessert nehme ich gern ein paar Stück dunkle Schokolade zu mir. Auch sonst nasche ich oft dunkle Schokolade oder Datteln. Zu den Datteln esse ich ein paar Nüsse, denn das gute Fett und die Proteine aus den Nüssen verhindern, dass der Blutzucker zu stark ansteigt, und machen die Zwischenmahlzeit noch gesünder.

Man kann gut beobachten, dass die Gesamtheit einer Mahlzeit oder einer Zwischenmahlzeit einen Einfluss darauf hat, wie unser Körper darauf reagiert.

Als Zwischenmahlzeit mache ich mir oft ein belegtes Brot, dafür nehme ich eine Scheibe Roggensauerteigbrot, darauf gebe ich hochwertiges Olivenöl, Hummus und Avocado, etwas Meersalz, Zitrone und ein bisschen Koriander oder Petersilie. Das ist meine perfekte Liebesschnitte, mit der ich mir signalisiere, dass mir mein Körper, mein Geist und ich mir als Ganzes wichtig sind.

INNEHALTEN ZUM ESSEN

Fast genauso wichtig wie das, was wir essen, ist, wie wir essen. Ruhe, Dankbarkeit und gemeinsame Mahlzeiten werden inmitten der Hektik oft vergessen. Wenn wir zum Essen nicht innehalten, sondern es in uns hineinschlingen, nehmen wir unseren Verdauungsorganen die Möglichkeit, sich auf ihre kommende Aufgabe vorzubereiten.

Wenn ein Mensch im Stress ist, ist der Körper im Kampf-oder-Flucht-Modus, so dass ihn nur das Überleben interessiert. In dieser Situation ist der Darm nicht bereit zum Verdauen, sondern schiebt das Essen lieber möglichst schnell durch. Dann ist es sinnlos, mit Gesundheitsessen maximalen Nutzen erzielen zu wollen. Mit grünen Smoothies gestresst herumzulaufen ist fast reine Geldverschwendung und verursacht eher Blähungen und Winde.

In diesem Sinn leuchtet die Bedeutung des Tischgebets für die Verdauung ein: Wenn wir uns auf das kommende Essen konzentrieren, teilen wir unseren Verdauungsorganen mit, dass es Zeit ist, das Essen in Empfang zu nehmen und es dann zu verdauen. Vor dem Essen sollte man innehalten, durchatmen, einen Moment lang Dankbarkeit empfinden und sich dann bewusst und ruhig am Essen, seinem Geschmack, den Farben, Düften und dem gedeckten Tisch freuen.

Das nordamerikanische Halloween hat auch in Europa Fuß gefasst, aber ich würde mir noch mehr wünschen, dass sich das Thanksgiving-Fest bei uns einbürgert. Es ist ein wichtiges Fest des Zusammenseins, bei dem gemeinsam gegessen wird und man für seine Nächsten dankbar ist. Das alles fördert die Gesundheit von verschiedenen Seiten her, und die traditionellen finnischen Gerichte würden sehr gut dazu passen: Wurzelgemüse, Aufläufe und Eintöpfe. Rüben, Pastinaken, Rote Bete und Möhren sollte man unbedingt mehr essen. Den Geist des Dankfestes könnte man gern auch öfter als einmal im Jahr pflegen.

ENTSPANNUNG – AUCH FÜR DEN DARM

In letzter Zeit wird heftig über verschiedene Arten des Fastens und ihre Auswirkung auf die Gesundheit diskutiert. Ich bin der Meinung, dass in der Fastendiskussion mehr auf die genetischen Unterschiede und Neigungen der Menschen geachtet werden sollte. Manche von uns verbrennen die Nährstoffe effizienter als andere, so dass ein bestimmter Essensrhythmus wohl kaum für alle geeignet ist. Auch hier empfehle ich, auf den eigenen Körper zu hören und zu testen, wie man sich zum Beispiel nach sechzehn Stunden Fasten fühlt.

Immerhin gilt eine Faustregel für alle: Auch der Darm braucht eine Auszeit. Versuche sicherzustellen, dass sich dein Darm zumindest über Nacht etwa zwölf Stunden lang vom Verdauen erholen kann. Vermeide spätabends Schwerverdauliches. Iss etwa drei Stunden vor dem Schlafengehen ein nahrhaftes, ordentliches, idealerweise gekochtes Abendessen, dann stört kein Hungergefühl beim Einschlafen, und das Essen ist schon einigermaßen verdaut, bevor du zu Bett gehst.

KERNPUNKTE DER ERNÄHRUNG

Iss reichlich und abwechslungsreich gutes, natürliches und buntes Essen.

Benutze viele Kräuter und Gewürze.

Nimm genügend Fette von guter Qualität auf.

Halte deinen eigenen Essensrhythmus ein.

Denk dran, genug zu trinken, und schaffe dir einen Trinkrhythmus. Stell dir dein Getränk so hin, dass du es siehst.

Verzichte auf zu viel Zucker und Alkohol.

Greife zu solchen Lebensmitteln, die deinen Blutzucker nicht zu hoch ansteigen lassen.

Halte zum Essen inne und genieße das Zubereiten, das Essen, das Trinken und den gedeckten Tisch.

Gönne deinem Darm über Nacht eine Pause, am besten mindestens zwölf Stunden.

12. DIE DRITTE SCHICHT: BEWEGUNG

Wir sind Bewegung, und Bewegung ist gesund

Wenn man über das Leben und das Universum nachdenkt, bemerkt man, dass im Prinzip alles auf Bewegung beruht. Lange wurde angenommen, die Atome, also die kleinen Struktureinheiten der Materie, seien statisch. Heute weiß man, dass auch die Atome schließlich fast nur aus Bewegung bestehen.

Auch für den Menschen ist Bewegung eine Voraussetzung zum Leben. Pro Minute pumpt unser Herz fünf Liter Blut durch den Körper. Davon und von anderen wichtigen Bewegungen im Körper hängt unser Leben ab. Wenn die Bewegung ungehindert verläuft, fühlen wir uns leicht und ausgeglichen. Ich denke, wir sind dann sozusagen offen. Wenn die Bewegung aus irgendeinem Grund erschwert wird, stellen sich Beschwerdesymptome ein.

Sobald es an einer Stelle hakt, folgt eine zweite. Genauso ist es, wenn sich eine Stelle öffnet, dann ist es leichter, andere zu öffnen. Oft müssen wir daran arbeiten, den Körper offen zu halten.

Als Zwanzigjährige entdeckte ich das dynamische Kraftyoga. Damals betrieb ich Yoga mit voller Kraft und gnadenlos. Jedes Mal forderte ich mich selbst heraus, länger im Kopfstand zu bleiben, und das Einzige, vor dem ich mich drückte, war die Entspannung am Schluss. Während die anderen noch auf ihren Yogamatten lagen, schlich ich mich heimlich aus dem Saal.

Heute, zwanzig Jahre später, habe ich ein ganz anderes Verhältnis zum Yoga und anderen Trainingsformen. Ich trainiere verhältnismäßig wenig, aber ich versuche, in Form zu bleiben. Ich bevorzuge Alltagsbewegung, wann immer es geht, und vermeide es möglichst, auf dem Stuhl zu sitzen. Jetzt verstehe ich, was ich in meiner Jugend nicht verstanden hatte, nämlich dass die Muskeln wachsen und Schäden repariert werden, wenn man entspannt ist.

Wie bei allem im Leben sind auch bei der Bewegung Gleichgewicht und Individualität wichtig. Bewegung soll man genießen, soll sich dabei ausreichend fordern und verantwortungsvoll damit umgehen. Außerdem braucht man genügend Erholung. Ich muss mich bei meinen Eltern für meine Gene bedanken, dank denen sich bei mir Muskelmasse leicht bildet und erhalten bleibt. Im Moment mag ich es, täglich in der Natur spazieren zu gehen, am Spielplatz ein paar Kniebeugen und unregelmäßig regelmäßige Übungen mit dem eigenen Körpergewicht zu machen. Ich höre meinem Körper genau zu, und wenn ich angespannt bin, vermeide ich den Stress, den intensiver Sport mit sich bringt.

Wenn ich mir meine Mutter ansehe, die mit siebzig Jahren in guter körperlicher Verfassung ist, wird mir klar, dass ich sie nur selten auf einem Stuhl sitzen sehe. Gewöhnlich ist sie dauernd in Bewegung, und mehrmals am Tag legt sie sich aufs Sofa. Das Gleiche gilt für meinen Vater, der mit ebenfalls siebzig Jahren weiterhin Felder bestellt und im Wald arbeitet. Er hat mehr Kraft als viele Männer, die im Fitnessstudio zu Hause sind.

Ich beobachte auch meinen kleinen Sohn und bewundere, wie natürlich sich Kinder die ganze Zeit bewegen und sich auch einfach hinhocken. Dies ist auch die typische Entspannungsstellung bei Jägern und Sammlern. Auch ich versuche täglich, einige Minuten in der Hocke zu verbringen.

Ich versuche zudem, täglich möglichst viel in Bewegung zu sein, und wechsle auch beim Schreiben oft die Körperhaltung. Am Abend sitze ich auf dem Sofa möglichst im Lotussitz, der die Hüften öffnet und mich zwingt, die Stützmuskeln im Kreuz richtig zu benutzen.

Meinen Patienten, die im Sitzen arbeiten, empfehle ich, sich die Anschaffung eines Stehpults zu überlegen oder sich zumindest in regelmäßigen Zeitabständen zu bewegen. Ich lege zwischen zwei Patienten Musik auf und schwinge einen Augenblick lang im Takt mit. Warum auch nicht?

Zu Beginn des Buches beschrieb ich meine Schmerzen, die die Folge einer langen Körperbelastung waren. Manchmal dachte ich, nichts würde dagegen helfen. Die Symptome ließen vielleicht ein paar Tage lang nach, kamen aber wieder. Für meinen Körper waren die Schmerzen »die neue Normalität«. Erst als ich diese Situation ganzheitlich abbaute, begann sich auch sonst einiges zu verändern. Ich arbeitete meinen Grundsätzen entsprechend und entspannte meinen Körper mit Atemübungen und Meditation, gleichzeitig entwickelte ich das Modell der beständigen Liebe.

Heute habe ich die meiste Zeit über keine Schmerzen. Sollten welche auftauchen, sehe ich sie als Freunde, die gekommen sind, um mich daran zu erinnern, dass ich etwas falsch mache. Wenn mich der Alltag belastet, sorge ich dafür, dass die Belastung nicht zum Dauerzustand wird, lege Mikropausen ein und kümmere mich aus tiefster Überzeugung um meinen Geist.

Sobald ich spüre, dass ich effizientere Entspannung brauche, oder bemerke, dass ich in der Nacht weniger gut schlafe, versetze ich mich tagsüber entweder mit Yoga Nidra oder mit Niederfrequenzwellenbehandlung in Tiefenentspannung. Wenn ich zu lange sitze und der Rücken beginnt, mich zu warnen, versuche ich, zum Osteopathen zu gehen, bevor die Lage schlimmer wird. Mit anderen Worten, ich höre auf meinen Körper und unternehme etwas, bevor mir die Situation über den Kopf wächst.

EIN BESCHLEUNIGTER PULS BAUT STRESSHORMONE AB

»Beweg dich und verbrenne die Stresshormone.«

Sport ist ein effizientes Mittel, um ein erhöhtes Stresshormonlevel zu senken. Eine Gazelle in der Savanne, die einen Löwen sieht, verbrennt ihre Stresshormone, indem sie flieht und sich in Sicherheit begibt. Genauso gehen viele von uns laufen, um aufgestauten Dampf abzulassen.

Neben Joggen habe ich zu meinem lieben alten Hobby, dem Tennis, zurückgefunden. Ich beginne die Woche mit einem Training, für das zwei Stunden reserviert sind. Gewöhnlich spiele ich aber höchstens eineinhalb Stunden lang, obwohl ich ziemlich wettkampforientiert bin. Ich würde gern bis zum Schluss bleiben und würde es auch schaffen, aber ich horche heute sehr genau auf meinen Körper und meinen Geist. Obwohl ich gesund lebe, belastet mich der Alltag einigermaßen, und weil mich mein kleines Kind wach hält, schlafe ich in der Nacht manchmal nicht genug. Deswegen versuche ich genau darauf zu achten, dass die zusätzliche Belastung durchs Training nicht gegen mein Wohlbefinden arbeitet.

Sport macht es einfacher, mit Stress umzugehen. Regelmäßiger Sport stärkt das Bremspedal des Stresssystems so, dass es uns leichter fällt, ruhig zu bleiben und nicht überzureagieren, wenn uns der Partner anschnauzt oder die Chefin unsere Arbeit ungerecht bewertet.

Stress ist kumulativ, sowohl der seelische als auch der körperliche Stress stauen sich an. Die Stresshormone teilen dem Körper mit, dass jetzt nicht der richtige Moment ist, sich zu vermehren, zu verdauen oder Aufbau- und Reparaturmaßnahmen vorzunehmen. Die Stresshormone vernichten auch die Liebeshormone. Denk auch du daran, auf deinen Körper und deinen Geist zu hören, wenn du Sport treibst.

Nach großen Veränderungen im Leben, zum Beispiel einer Trennung, holen wir uns das Dopamin unter Umständen durch Sport, aber es kann dann leicht geschehen, dass wir es übertreiben. In belastenden Lebensphasen brauchen wir entspannende, lockere Bewegung. Als Faustregel kann man sagen, dass es im Allgemeinen keinem schadet, einen Spaziergang in der Natur zu machen. Atemübungen und yogaartige Dehn- und Gleichgewichtsübungen kann man leicht auch zu Hause machen. Innehalten kann man auch beim Schwimmen und beim Pilates, wenn man sie unangestrengt praktiziert.

Ich mache mehrmals am Tag ein paar Minuten lang Sport. Ich erkenne, dass mein Körper Bewegung braucht. Als ich überlastet war, spürte ich, dass ich für heftige Anstrengungen zu müde war, und hörte auch auf dieses Gefühl. Wenn sich der Körper erholt, kann man intensiver Sport treiben.

Die Forschung zeigt, dass man, um seine Ängste durch Sport zu vermindern, seinen Puls ein- bis dreimal pro Woche in Serien von mindestens zwanzig Minuten beschleunigen muss. Man sollte lernen, den Puls langsam zu beschleunigen, und dem Körper klarmachen, dass das Beschleunigen des Pulses eine ungefährliche Sache ist.

Für die Gesundheit sind Tanzen und verschiedene kreative Gruppensportarten supernützlich. Darin verbinden sich

Bewegung, Lachen, Musik und Kreativität. Tanzen fördert die Entwicklung des Gehirns und ist auch eine gute Methode, sein Unterbewusstsein aufzuräumen. Gemeinsames Tanzen synchronisiert die Bewegung der Teilnehmer und stärkt das Vertrauen.

Ich glaube, dass mich in der Jugend gerade Tanzen vor viel Üblem bewahrt hat. Mein Hunger auf Dopamin wurde durch Tanzen gestillt, und ich war süchtig danach, so brauchte ich Dopamin nicht mehr aus riskanten Quellen zu beziehen. Im Idealfall setzt Tanzen alle Liebeshormone frei. Die Choreografie gibt uns Dopamin, das Serotonin kommt vom Erfolg, wir übertreffen uns selbst, das gibt uns Endorphin, und wenn die Kursleitung gut ist und wir sie mögen, setzt das Oxytocin frei. Beim Tanzen haben wir die Gelegenheit, unsere Kreativität auszudrücken und unsere Gefühle zu kanalisieren. Ich bin meiner kreativen, genialen Tanzlehrerin Taina Kovalainen ewig dankbar für die Zeit, für alles, was mir das Tanzen gegeben hat, und für alles, wovor es mich bewahrt hat.

Neuerdings begeistere ich mich für holistisches Tanzen, bei dem man versucht, möglichst präsent zu sein und alle Tanzbewegungen zu spüren. Beim Tanzen versucht man sozusagen, Bewegung zu sein. Für diese Übungen braucht man keine Tanzerfahrung. Die Lehrerin gibt Tipps und regt verschiedene Bewegungen an, aber jeder stellt sich seinen eigenen intuitiven Tanz zusammen, dessen Sinn es ist, Körper und Seele ins Gleichgewicht zu bringen. Ich empfinde diese Übungen als sehr therapeutisch und empfehle, es auszuprobieren.

Auch große Konzerte, auf denen man gemeinsam verschwitzt und glücklich im Takt der Musik hüpft, fördern die Gesundheit dadurch, dass Liebeshormone ausgeschüttet werden. Ich bin der Meinung, man sollte nichts, was die Gesundheit fördert, geringschätzen. Jeder muss nur die Selbstheilungsmethode finden, die am besten zu ihm passt.

BEWEGUNG, ERHOLUNG, FEIERN

»Ein Gang durch die Natur führt die Seele nach Haus.«
Anonym

Als unsere Vorfahren jagten und sich ihre Nahrung in der Natur suchten, bedienten sie sich vielerlei Fertigkeiten gleichzeitig: Sie nutzten ihre Motorik, analysierten Sinneseindrücke, nahmen Entfernungen und Dimensionen wahr und fällten Entscheidungen. Diese Prozesse mussten im Gehirn desto schneller geschehen, je schneller sich der Mensch fortbewegte. Unser Gehirn tickt immer noch vor allem dann effizient und vielfältig, wenn wir uns bewegen.

Die Jäger und Sammler waren auch in Gruppen unterwegs und ruhten sich aus, wenn die Arbeit getan war, und manchmal feierten sie zusammen. Auf die gleiche Weise sollten auch wir westlichen Menschen des 21. Jahrhunderts vorgehen, um unsere Gesundheit zu unterstützen.

Zum Glück hat der heutige Mensch einen Drang zur Natur, auch wenn er dort keine Nahrung mehr sucht. Die urbanisierten Städter finden genügend Natur in Parks und Grünflächen. Ein Teil der Städter möchte manchmal trotzdem auch in größere oder naturbelassenere Gebiete und sucht Natur außerhalb der Stadt. Das erklärt auch teilweise die lebendige Sommerhauskultur in Finnland. Bei Garten- und Waldarbeiten am Sommerhaus werden die Muskeln müde, und der Geist erholt sich.

Wusstest du, dass schnelles Gehen das Blut effizient ins Gehirn pumpt? Das kommt daher, dass der Kontakt der Füße mit dem Boden Druckwellen in den Arterien verursacht, die den Blutkreislauf in Schwung bringen. Beim Radfahren erzielt man nicht die gleiche Wirkung, es ist aber auf andere Weise nützlich. Im Wald kann man nicht nur spazieren gehen, sondern auch herumklettern und -kriechen. Im Wald und am Ufer verfällt man auch spontan in Meditation, wenn sich die Gedanken aufs Grün der Blätter, auf den Rhythmus der Baumstämme, das Glitzern des Wassers und den ebenmäßigen Horizont konzentrieren.

Die Schönheit der Natur schenkt uns Kreativität und guten Willen. Die Verbindung mit der Natur und das Gefühl der Symbiose mit der Natur setzen zum Beispiel dann Oxytocin frei, wenn du den Sternenhimmel bewunderst oder Vögel bei ihrem Treiben beobachtest. Mit Bäumen kann man sprechen, man kann sie umarmen, ein Preiselbeerblatt kann man herumdrehen, und Moos kann man streicheln. Ein warmer runder Stein vom Ufer passt in die geschlossene Hand wie eine Perle in die Muschel.

Laut einer großangelegten Studie ist man gesünder, und es geht einem besser, wenn man zwei Stunden pro Woche in der Natur verbringt. Dieses Phänomen ist unabhängig vom Alter oder dem Gesundheitszustand. Es ist auch nicht wichtig, ob man diese Zeit auf einmal oder in mehreren Teilen in der Natur verbringt.

ÜBUNG: ÜBER STOCK UND STEIN

Die Stärkung der positiven Nervenbahnen durch Sport beginnt schon in der Kindheit, aber weil das Gehirn sehr plastisch ist, ist es nie zu spät, anzufangen oder Liegengelassenes wiederaufzunehmen. Regelmäßiger Sport produziert sogar neue Nervenzellen, was die Plastizität des Gehirns noch weiter unterstützt.

Ich empfehle tägliche Spaziergänge in munterem Tempo, am besten in einer ruhigen Umgebung und in Naturlandschaften. Schon eine Runde von zwanzig Minuten reicht, um der Amygdala etwas Gutes zu tun, und hilft uns, auf Reize nicht zu krass zu reagieren. Außerdem bewirkt auch eine kurze Übung, die den Puls beschleunigt, im Gehirn Wunder. Immer wenn es geht, suche ich mir im Wald einen neuen Weg, was zur Plastizität des Gehirns beiträgt.

Ich liebe es, auf Hügel zu steigen, und das beschleunigt meinen Puls oft. Wenn du eine Steigung siehst, nimm sie und geh entschlossen in gleichmäßigem Rhythmus hoch. Oben angekommen, bleib stehen und bewundere die Landschaft. Sei stolz auf das Erreichte und schau, wie die Welt um dich herum heute aussieht.

MERKSÄTZE ZUM SPORT

Halte deinen Körper in leichter Bewegung, sooft es möglich ist.

Vermeide es, lange an einem Platz zu sitzen.

Geh mehrmals täglich in die Hocke.

Geh oft in die Natur.

Nutze deine Kreativität, um Bewegung in den Alltag zu bringen.

Sorge fürs Gleichgewicht von Belastung und Entspannung.

Tu etwas, was deinen Puls mehrmals in der
Woche ordentlich beschleunigt.

Such dir eine Sportart, die dir wirklich Freude macht!

DAS GLEICHGEWICHT VON KÖRPER UND GEIST ENTSTEHT STÜCK FÜR STÜCK

Schlussendlich hängt in unserem Körper alles miteinander zusammen. Wie wir uns bewegen, hat einen Einfluss darauf, wie wir schlafen. Wie wir schlafen, hat einen Einfluss darauf, was wir essen. Wie wir essen, hat wiederum einen Einfluss darauf, wie wir schlafen, und wie wir schlafen, hat einen Einfluss darauf, wie wir denken. Wie wir denken, hat einen Einfluss darauf, wie wir essen und innehalten, und das wiederum beeinflusst, wie wir schlafen.

Am wichtigsten ist zu erkennen, an welcher Stelle des Kreislaufs du persönlich die meiste Veränderung brauchst. Sobald du die Stelle erkennst und die ersten Schritte in Richtung Veränderung tust, kann das schnell eine positive Kettenreaktion auch bei den anderen Teilgebieten auslösen. Wenn Kern und Hülle der beständigen Liebe im Gleichgewicht sind, bist du auf dem Weg zu deinem vollen Potenzial und einem Leben voller Gesundheit und Liebe.

SCHLUSSWORTE

Dieses Buch zu schreiben war mir eine sehr therapeutische und stärkende, ich würde sogar sagen fast magische Erfahrung. Obwohl ich den Gedanken an das Rezept der beständigen Liebe schon seit Jahren mit mir herumtrage, ist es mir erst jetzt gelungen, diese Gedanken richtig durchzuarbeiten und zu prüfen, ob sie wasserdicht sind.

Bei jedem Kapitel reiste ich tief in mein Innerstes und überlegte noch einmal, was meinem Leben heute Bedeutung gibt und wie ich mit meinen eigenen Fähigkeiten möglichst vielen anderen helfen kann. Was waren meine schlimmsten Ängste, und was fürchte ich heute? Trotzdem spürte ich tief in mir während des ganzen Schreibprojekts Entspannung und Ruhe, denn ich weiß, dass dieses Buch ein wichtiges Teil im Puzzle meines Lebens ist und zu einem größeren Ganzen beiträgt, dem Weg in Richtung eines sinnvollen Lebens voller Liebe.

Während ich am Buch arbeitete, begegnete ich auch einer der größten Ängste meines Lebens. Ich hatte eine schlimme Virusinfektion und lag allein mit hohem Fieber zu Hause. Während ich diese Zeilen schreibe, ist die Angst schon wieder weg, und an die Stelle des Angstgefühls sind Gefühle der Hoffnung und Dankbarkeit getreten. Ich glaube, dass mich auch das stärker gemacht hat.

Als ich über Kreativität und den Einfluss meiner Großmutter auf meine Träume schrieb, wurde mir auch etwas klar.

Zum ersten Mal im Leben verstand ich, was für ein wichtiger Traum mir die Schauspielerei gewesen war und wie schmerzhaft es war, die Träume damals wegen der Umstände, eigener Zweifel und äußeren Drucks aufzugeben. Ich verstand auch zum ersten Mal, warum mir das Schauspielen so wichtig war. Es ging nicht um Preise oder Geld oder Berühmtheit, sondern darum, die Stimmen laut auszusprechen, die in mir schrien.

Eine Woche nach dieser Beobachtung klingelte mein Telefon. Eine Produktionsfirma wollte vorfühlen und fragen, ob ich für eine neue Fernsehserie zu Probeaufnahmen kommen könne.

Ich konnte es kaum glauben! Und als ich auch noch hörte, dass eine Frau, die ich sehr bewundere, Regie führen würde, begann mein Herz vor Begeisterung zu schlagen. Ich zögerte einen Moment und überlegte, wie das meine Glaubwürdigkeit beeinflussen würde. Dann dachte ich an meine eigenen Worte: Folge der Stimme deines Herzens, nicht der anderer.

Ich lernte mit meiner Tochter zu Hause die Dialoge und fuhr mit einer Mischung aus Zuversicht und Spannung zu den Aufnahmen. Obwohl ich die Person, die die Probeaufnahmen machte, erst ein Mal getroffen hatte, kam es mir vor, als würde ich sie schon immer kennen. Sobald die Kameras liefen, vergaß ich alles und ließ meine Figur sprechen.

Auf der Fahrt nach Hause weinte ich die ganze Zeit. Ich war so befreit und glücklich und dachte, wie stolz meine Großmutter jetzt wäre.

Am nächsten Tag klingelte das Telefon. Ich hatte die Rolle!

Und noch etwas mehr Magie kam hinzu, als mir am nächsten Tag im Schlafzimmer meine Traumkarte auf die Füße fiel. Ich wusste gar nicht mehr, dass ich im letzten Jahr die Buchstaben »TV« in die obere Ecke geschrieben hatte. Ich hätte mir nicht vorstellen können, dass sich mein Traum in dieser Form erfüllen würde.

Wenn ich mir von diesem Buch etwas erhoffe, dann das, dass ich es damit schaffe, auch dir Mut und Kraft zu geben, Entscheidungen zu treffen, die deinen Alltag nach dir ausrichten, du mit eigener Stimme sprichst und dein Leben Bedeutung bekommt. Dann kommen Liebe und Gesundheit wie von selbst.

Während unseres Lebens erzählen wir uns tausende Geschichten und glauben schließlich daran, aber wir können nie wissen, was davon wahr ist. Wahr ist nur das Hier und Jetzt.

DANK

Ohne die Menschen um mich herum wäre dieses Buch nicht entstanden.

Ich danke dem WSOY-Team um mich herum, während des ganzen Prozesses fühlte ich mich entspannt, vertrauensvoll und voller Hoffnung. Diese Truppe gab mir genau die richtige Menge Liebeshormone. Jaana Ahlblad und Kaisa Kauppila waren sichere Serotoninquellen und die Stimme der Vernunft. Henrikki Timgren, Satu-Maria Rastas, Maria Ahonen und Ina Westman boosteten mein Dopaminlevel gleichmäßig und verstanden auch meine verrücktesten Ideen. Die nahtlose Zusammenarbeit im Team garantierte während des ganzen Prozesses eine beständige Oxytocinabgabe. Ich war nicht allein, sondern Teil eines Ganzen.

Danke, Freunde. Danke, dass es euch gelungen ist, mich mit Freude, Zuversicht und Hoffnung zu umgeben, als ich es nicht konnte. Danke, dass ihr mir geholfen habt, auch über schwierige Dinge zu lachen. Danke, Sofia Frisk, für die ganze Liebe, Unterstützung und Kraft, die du mir während dieses Prozesses gegeben hast. Danke, Katri Manninen, für tausende rettende Gespräche und deine gute Laune über all die Jahre. Danke, Miina Lange, für deine klugen Gedanken und all die Dienstagabende auf dem Sofa, die die Welt besser gemacht haben.

Danke, Vilja Roihu, für deine unersetzliche Hilfe auf den letzten Metern.

Danke, Heikki Peltola, für deine Klugheit, deine Ideen und deine Kommentare.

Danke, Mama und Papa, für meine tiefen Wurzeln und eure unendliche Unterstützung und Liebe.

Danke, Omi, für alle Geschichten und die starken Flügel und den Samen der Kreativität, die ich von dir in Form zahlreicher Geschichten, Märchen, Texte und Lieder bekommen habe.

Danke, Leben, dass du mich weiterhin überraschst und meine Träume auf unglaubliche Weise erfüllst.

Wie beim Verlieben gehört auch zum kreativen Prozess nach dem ersten Taumel ein zeitweiliger Absturz. Unsicherheit und Angst nehmen von einem Besitz. Kann ich das? Sind meine Gedanken vernünftig genug? Was, wenn ich es nicht schaffe und mich blamiere?

Wenn Gedanke und Gefühl mit der inneren Stimme in Einklang sind, entsteht aus Unsicherheit und Versagensangst die Frage: Was, wenn ich es schaffe? Was, wenn ich es schaffe, wieder einen Traum zu verwirklichen? Was, wenn WIR es schaffen, dir das Rezept für beständige Liebe zusammenzustellen? Was, wenn es uns gemeinsam gelingt, in dieser Welt Verständnis, Gesundheit, Wohlgefühl und Liebe zu verbreiten?

Danke dir dafür, dass du zu diesem Buch gegriffen und es gelesen hast und Teil eines größeren Ganzen, einer Reise und eines Traums geworden bist.

QUELLEN

DOPAMIN

Allen, John: Creativity, the Brain, and Evolution. Psychology Today, 2010. https://www.psychologytoday.com/us/blog/lives-the-brain/201004/creativity-the-brain-and-evolution

Backman, Lars, et al.: Effects of Working-Memory Training on Striatal Dopamine Release. Science, 5.8.2011. https://science.sciencemag.org/content/333/6043/718

Carruthers, Peter: Human Creativity: Its Cognitive Basis, its Evolution, and its Connections with Childhood Pretence. University of Maryland, 2002. http://faculty.philosophy.umd.edu/pcarruthers/Creative-thinking.htm

Elliot, Andrew, et al.: Cambridge Handbooks in Psychology. Handbook of Color Psychology. Cambridge University Press, 2015. https://psycnet.apa.org/record/2016-09857-000

Flaherty, Alice: Frontotemporal and Dopaminergic Control of Idea Generation and Creative Drive. Journal of Comparative Neurology 2005. https://www.ncbi.nlm.nih.gov/pmc/articles/PMC2571074/

Gabora, Liane, & Barry Kaufman, Scott: Evolutionary Perspectives on Creativity. In the Cambridge Handbook of Creativity. Cambridge University Press, 2010. https://arxiv.org/pdf/1106.3386.pdf

Graziano Breuning, Loretta: Habits of a Happy Brain. Adams Media, 2016. ISBN: 9781440590504

Knecht, Stefan, et al.: Levodopa: Faster and Better Word Learning in Normal Humans. Annals of Neurology, 2004. https://doi.org/10.1002/ana.20125

Martela, Frank: Onnellisuus. Filosofia.fi, 2014. https://filosofia.fi/node/6578

Mirowsky, John, & Ross, Catherine: Creative Work and Health. Journal of Health and Social Behaviour, 2007. https://journals.sagepub.com/doi/10.1177/002214650704800404

Sharot, Tali, et al.: Dopamine Enhances Expectation of Pleasure in Humans. Current Biology, 2009. https://www.cell.com/current-biology/fulltext/S0960-9822(09)01844-2

Swart, Tara: The Source. Open Your Mind, Change Your Life. HarperCollins Publishers, 2019. ISBN: 9781785042003

Vuorisalmi, Emilia: Sekaisin LOVEsta. Otava, 2015. ISBN: 9879511304524

Waldinger, Robert: What Makes a Good Life? Lessons from the Longest Study on Happiness. TED Talk, 2015. https://youtu.be/8KkKuTCFvzI

Waldinger, Robert, & Schulz, Marc: What's Love Got To Do With It?: Social Functioning, Perceived Health, and Daily Happiness in Married Octogenarians. Psychology and Aging 2010. https://psycnet.apa.org/doi/10.1037/a0019087

SEROTONIN

Bennie, Jason, et al.: Associations between Aerobic and Muscle-Strengthening Exercise with Depressive Symptom Severity Among 17,839 U.S. Adults. Preventive Medicine, 2019. https://doi.org/10.1016/j.ypmed.2019.02.022

Berger, Miles, et al.: The Expanded Biology of Serotonin. Annual Review of Medicine, 2009. https://doi.org/10.1146/annurev.med.60.042307.110802

Chun, Ji-Won, et al.: Role of Frontostriatal Connectivity in Adolescents With Excessive Smartphone Use. Frontiers of Psychiatry, 2018. https://doi.org/10.3389/fpsyt.2018.00437

Corliss, Julie: Mindfulness Meditation May Ease Anxiety, Mental Stress. Harvard Health Publishing, 2019. https://www.health.harvard.edu/blog/mindfulness-meditation-may-ease-anxiety-mental-stress-201401086967

Davidson, Richard, et al.: Alterations in Brain and Immune Function Produced by Mindfulness Meditation. Psychosomatic Medicine, 2003. https://doi.org/10.1097/01.psy.0000077505.67574.e3

Drouin, Michelle, et al.: Phantom Vibrations among Undergraduates. Prevalence and Associated Psychological Characteristics. Computers in Human Behavior, 2012. https://www.sciencedirect.com/science/article/pii/S0747563212000799

Field, Tiffany, et al.: Cortisol Decreases and Serotonin Increases Following Massage Therapy. International Journal of Neuroscience, 2005. https://doi.org/10.1080/00207450590956459

Fredrickson, Barbara: Positivity: Groundbreaking Research Reveals How to Embrace the Hidden Strength of Positive Emotions, Overcome Negativity, and Thrive. Crown Publishers/Random House, 2009. ISBN: 9781851687909

Goyal, Madhav, et al.: Meditation Programs for Psychological Stress and Well-being. A Systematic Review and Meta-analysis. JAMA Internal Medicine, 2014. https://jamanetwork.com/journals/jamainternalmedicine/fullarticle/1809754

Greenfield, David: Tips for Electronic Etiquette and Mindful Technology Use. The Center for Internet and Technology Addiction, 2017. https://virtualaddiction.com/tips-electronic-etiquette-mindful-technology-use/

Hari, Riitta, ym.: Ihmisen mieli. Gaudeamus, 2015. ISBN: 9789524953481

Hyvä itsetunto on optimistista realismia. MIELI Suomen Mielenterveys ry. https://mieli.fi/fi/mielenterveys/itsetuntemus/hyva-itsetunto-optimististarealismia?

Inagaki, Tristen, et al.: The Neurobiology of Giving Versus Receiving Support. The Role of Stress-Related and Social Reward–Related Neural

Activity. Psychosomatic Medicine, 2016.
https://doi.org/10.1097/PSY.0000000000000302
Inagaki, Tristen, & Ross, Lauren: Neural Correlates of Giving Social Support. Differences Between Giving Targeted Versus Untargeted Support. Psychosomatic Medicine, 2018.
https://doi.org/10.1097/PSY.0000000000000623
Killingsworth, Matthew, & Gilbert, Daniel: A Wandering Mind is an Unhappy Mind. Science, 12.11.2010.
www.sciencemag.org/cgi/content/full/330/6006/932/DC1,
http://www.danielgilbert.com/killingsworth%20&%20gilbert%20 (2010).pdf
Kiser, Dominik, et al.: The Reciprocal Interaction between Serotonin and Social Behaviour. Neuroscience & Biobehavioral Reviews, 2012.
https://doi.org/10.1016/j.neubiorev.2011.12.009
Korb, Alex: Marshmallows and Monoamines. The Neurochemistry of Willpower. Psychology Today, 2011.
https://www.psychologytoday.com/us/blog/prefrontal-nudity/201110/marshmallows-and-monoamines
Kurtz, Jaime, & Lyubomirsky, Sonja: »Toward a Durable Happiness.« Praeger Perspectives. Positive Psychology: Exploring the Best in People, Vol. 4. Pursuing Human Flourishing. Praeger Publishers/Greenwood Publishing Group, 2008.
http://sonjalyubomirsky.com/wp-content/themes/sonjalyubomirsky/papers/KL2008.pdf
Lawton, Ricky, et al.: Does Volunteering Make us Happier, or Are Happier People More Likely to Volunteer? Addressing the Problem of Reverse Causality When Estimating the Wellbeing Impacts of Volunteering. Journal of Happiness Studies, 2020.
https://doi.org/10.1007/s10902-020-00242-8
Luukkainen-Markkula, Riitta: Meditaation neuropsykologiaa. Psykologia, 2016. http://www.psykologia.fi/uusin-numero/artikkelit/tieteellisetartikkelit/527-meditaation-neuropsykologiaa
Ma, Xiao, et al.: The Effect of Diaphragmatic Breathing on Attention, Negative Affect and Stress in Healthy Adults. Frontiers of Psychology, 2017.
https://doi.org/10.3389/fpsyg.2017.00874
Mattila, Antti S.: Meditaatio. Duodecim Terveyskirjasto, 2018.
https://www.terveyskirjasto.fi/terveyskirjasto/tk.koti?p_teos=&p_artikkeli=ont00909
Moran, Rosalyn, et al.: The Protective Action Encoding of Serotonin Transients in the Human Brain. Neuropsychopharmacology, 2018.
https://www.nature.com/articles/npp2017304

Nummenmaa, Lauri: Tunnekirjasto: Kuinka tunteet tekevät meistä ihmisiä. Tammi, 2019. ISBN 9789520405946
Qin, Dong-dong, et al.: Prolonged Secretion of Cortisol as a Possible Mechanism Underlying Stress and Depressive Behaviour. Nature, 22.6.2016. https://www.nature.com/articles/srep30187
Ramirez, Steve, et al.: Activating Positive Memory Engrams Suppresses Depression-Like Behaviour. Nature, 17.6.2015. https://www.nature.com/articles/nature14514
Saxbe, Darby, & Repetti, Rena: No Place Like Home: Home Tours Correlate With Daily Patterns of Mood and Cortisol. Personality and Social Psychology Bulletin, 2009. http://psp.sagepub.com/content/36/1/71
Schwartz, Carolyn, & Sendor, Rabbi Meir: Helping Others Helps Oneself: Response Shift Effects in Peer Support. Social Science & Medicine, 1999. https://www.sciencedirect.com/science/article/abs/pii/S0277953699000490
Social Media Use Increases Depression and Loneliness. University of Pennsylvania, 2018. https://penntoday.upenn.edu/news/social-mediause-increases-depression-and-loneliness
Sundman, Ann-Sofie, et al.: Long-Term Stress Levels are Synchronized in Dogs and Their Owners. Scientific Reports, 2019. https://www.nature.com/articles/s41598-019-43851-x
Tabassum, Faiza, et al.: Association of Volunteering with Mental Well-Being: a Lifecourse Analysis of a National Population-Based Longitudinal Study in the UK. BMJ Open, 2016. http://dx.doi.org/10.1136/bmjopen-2016-011327
Tafet, Gustavo, et al.: Correlation between Cortisol Level and Serotonin Uptake in Patients with Chronic Stress and Depression. Cognitive, Affective, & Behavioral Neuroscience, 2001. https://doi.org/10.3758/CABN.1.4.388
Tawakol, Ahmed, et al.: Relation Between Resting Amygdala Activity and Cardiovascular Events: A Longitudinal and Cohort Study. The Lancet, 2017. https://doi.org/10.1016/S0140-6736(16)31714-7
Tunnetaidot. MIELI Suomen Mielenterveysseura ry. https://mieli.fi/fi/mielenterveys/itsetuntemus/tunnetaidot/tunnetaitojen-perusteet
Virginia Tech: Keep Calm and Carry On; Scientists Make First Serotonin Measurements in Humans. MedicalExpress, 30.4.2018. https://medicalxpress.com/news/2018-04-calm-scientists-serotonin-humans.html
Vääramäki, Heidi: Hengittäminen on yksi harvoista keinoista, joilla ihminen voi itse rauhoittaa hermostoaan. Helsingin Sanomat, 2020. https://www.hs.fi/elama/art-2000006449790.html
Ziomkiewicz, Anna: Serotonine and Dominance. Im Buch Encyclopedia of Evolutionary Psychological Science. Springer International Publishing

Switzerland 2016. https://www.researchgate.net/publication/310586509_Serotonin_and_Dominance

OXYTOCIN

Affective Touch and Its Effects on the Oxytocin System. Forschungsprojekt 2015–2020. University of Skovde/School of Health Sciences. https://www.his.se/en/research/digital-health-research-dhear/translational-medicine-trim/affective-touch-and-its-effects-on-theoxytocin-system/

Algoe, Sara, & Way, Baldwin: Evidence for a Role of the Oxytocin System, Indexed by Genetic Variation in CD38, in the Social Bonding Effects of Expressed Gratitude. Social Cognitive and Affective Neuroscience, 2014. https://doi.org/10.1093/scan/nst182

Boer, Diana, & Abubakar, Amina: Music Listening in Families and Peer Groups: Benefits for Young People's Social Cohesion and Emotional Well-Being Across Four Cultures. Frontiers in Psychology, 2014. https://www.frontiersin.org/articles/10.3389/fpsyg.2014.00392/full

Boström, Adrian, et al.: Hypermethylation-Associated Downregulation of MicroRNA-4456 in Hypersexual Disorder with Putative Influence on Oxytocin Signalling: A DNA Methylation Analysis of miRNA Genes. Epigenetics, 2019. https://www.tandfonline.com/doi/10.1080/15592294.2019.1656157

Brooks, Arthur C.: Choose to Be Grateful. It Will Make You Happier. The New York Times, 2015. https://www.nytimes.com/2015/11/22/opinion/sunday/choose-to-be-grateful-it-will-make-you-happier.html

Domes, Gregor, et al.: Oxytocin Promotes Facial Emotion Recognition and Amygdala Reactivity in Adults with Asperger Syndrome. Neuropsychopharmacology, 2013. https://www.nature.com/articles/npp2013254

Emmons, Robert A.: Thanks! How Practicing Gratitude Can Make You Happier. Houghton Mifflin Company, 2008. ISBN: 9780547085739

Fox, Glenn, et al.: Neural Correlates of Gratitude. Frontiers in Psychology, 2015 | https://doi.org/10.3389/fpsyg.2015.01491

Gallup, Andrew, & Church, Allyson: The Effects of Intranasal Oxytocin on Contagious Aawning. Neuroscience Letters, 2015. https://www.sciencedirect.com/science/article/abs/pii/S0304394015301336

Grant, Adam, & Gino, Francesca: A Little Thanks Goes a Long Way: Explaining Why Gratitude Expressions Motivate Prosocial Behavior. Journal of Personality and Social Psychology, 2010. https://doi.org/10.1037/a0017935

Grape, Christina, et al.: Does Singing Promote Well-Being? An Empirical Study of Professional and Amateur Singers During a Singing Lesson. Integrative Physiological & Behavioral Science, 2002. https://link.springer.com/article/10.1007/BF02734261

Grewen, Karen, et al.: Effects of Partner Support on Resting Oxytocin, Cortisol, Norepinephrine, and Blood Pressure Before and After Warm Partner Contact. Psychosomatic Medicine, 2005.
https://journals.lww.com/psychosomaticmedicine/Abstract/2005/07000/Effects_of_Partner_Support_on_Resting_Oxytocin.4.aspx
Karlsson, Hasse: Aivot, luovuus ja työyhteisö. Vorlesung, Aivosäätiö.
https://aivosaatio.fi/wp-content/uploads/2015/05/Aivosaatio_Karlsson-Hasse_Aivot-luovuus-ja-tyoyhteiso2.pdf
Klein, Laura: All You Need is Love, Gratitude, and Oxytocin. Greater Good Magazine, The Greater Good Science Center at the University of California, Berkeley, 2020.
https://greatergood.berkeley.edu/article/item/love_gratitude_oxytocin
Koole, Sander, et al.: Embodied Terror Management: Interpersonal Touch Alleviates Existential Concerns Among Individuals With Low Self-Esteem. Psychological Science, 2013.
https://journals.sagepub.com/doi/10.1177/0956797613483478
Korb, Alex: Upward Spiral: Using Neuroscience to Reverse the Course of Depression, One Small Change at a Time. New Harbinger Publications, 2015. ISBN: 9781684032426
Kortesluoma, Susanna, & Karlsson, Hasse: Oksitosiini, kiintymyksen ja sosiaalisuuden neuropeptidi. Medizin-Zeitschrift Duodecim, 2011.
https://www.duodecimlehti.fi/lehti/2011/9/duo99526
Kosfeld, Michael, et al.: Oxytocin increases trust in humans. Nature, 2005.
https://www.nature.com/articles/nature03701
Lambert, Nathaniel, et al.: Benefits of Expressing Gratitude: Expressing Gratitude to a Partner Changes One's View of the Relationship. Psychological Science, 2010. https://doi.org/10.1177/0956797610364003
Lawson, Elizabeth: The Effects of Oxytocin on Eating Behaviour and Metabolism in Humans. Nature Reviews/Endocrinology, 2017.
https://www.nature.com/articles/nrendo.2017.115
Le Dorze, Claire, et al.: Emotional Remodeling with Oxytocin Durably Rescues Trauma-Induced Behavioral and Neuro-Morphological Changes in Rats: A Promising Treatment for PTSD. Translational Psychiatry, 2020.
https://www.nature.com/articles/s41398-020-0714-0
Light, Kathleen, et al.: More Frequent Partner Hugs and Higher Oxytocin Levels Are Linked to Lower Blood Pressure and Heart Rate in Premenopausal Women. Biological Psychology, 2005.
https://www.ncbi.nlm.nih.gov/pubmed/15740822/
Lyubomirsky, Sonja, et al.: Pursuing Happiness: The Architecture of Sustainable Change. Review of General Psychology, 2005.
https://journals.sagepub.com/doi/10.1037/1089-2680.9.2.111

Mills, Paul, et al.: The Role of Gratitude in Spiritual Well-Being in Asymptomatic Heart Failure Patients. Spirituality in Clinical Practice, 2015. https://psycnet.apa.org/doi/10.1037/scp0000050
Nagasawa, Miho, et al.: Oxytocin-Gaze Positive Loop and the Coevolution of Human-Dog Bonds. Science, 2015. https://science.sciencemag.org/content/348/6232/333
Oksa, Kaisli: Hyvinvoinnin värit. Suomen Intercolor-yhdistyksen väriennusteet. Masterarbeit. Universität Lappland, 2019
Olausson, Håkan, et al.: The Neurophysiology of Unmyelinated Tactile Afferents. Neuroscience & Biobehavioral Reviews, 2010. https://doi.org/10.1016/j.neubiorev.2008.09.011
Peltola, Mikko, et al.: Oxytocin Promotes Face-Sensitive Neural Responses to Infant and Adult Faces in Mothers. Psychoneuroendocrinology, 2018. https://www.sciencedirect.com/science/article/pii/S0306453017311927
Rassovsky, Yuri, et al.: Martial Arts Increase Oxytocin Production. Scientific Reports, 2019. https://www.nature.com/articles/s41598-019-49620-0
Richards, Sabrina: Pleasant to the Touch. The Scientist, 2012. https://www.the-scientist.com/features/pleasant-to-the-touch-40534
Saarikivi, Katri: Luottamus ja empatia vuorovaikutuksessa. Vortrag, Lääkäripäivät 2019
Shamay-Tsoorya, Simone, et al.: Intranasal administration of oxytocin increases envy and schadenfreude (gloating). Biological Psychiatry, 2009. https://doi.org/10.1016/j.biopsych.2009.06.009
The Science of Gratitude. A white paper prepared for the John Templeton Foundation by the Greater Good Science Center at UC Berkeley, 2018. https://ggsc.berkeley.edu/images/uploads/GGSC-JTF_White_Paper-Gratitude-FINAL.pdf
Tjew A Sin, Mandy, & Koole, Sander: That Human Touch that Means so Much: Exploring the Tactile Dimension of Social Life. The Inquisitive Mind, 2013. https://www.in-mind.org/article/that-human-touch-that-means-somuch-exploring-the-tactile-dimension-of-social-life
Tronick, Edward: Still Face Experiment. University of Massachusetts Boston. YouTube, 2009. https://www.youtube.com/watch?v=apzXGEbZhto
Tunteesta tunteeseen – ihmismielen tarina kuvin ja sanoin. Opettajan aineisto. Opetushallitus, 2020. https://www.oph.fi/fi/oppimateriaali/tunteesta-tunteeseen-ohjaajan-opas/104-tunnetta-aakkosjarjestyksessa
Uvnäs-Moberg, Kerstin, et al.: Self-Soothing Behaviors with Particular Reference to Oxytocin Release Induced by Non-Noxious Sensory Stimulation. Frontiers in Psychology, 2015. https://www.frontiersin.org/articles/10.3389/fpsyg.2014.01529/full

Uvnäs-Moberg, Kerstin, & Petersson, Maria: Oxytocin, a Mediator of Anti-Stress, Well-Being, Social Interaction, Growth and Healing. Zeitschrift für psychosomatische Medizin und Psychotherapie, 2015. https://www.vr-elibrary.de/doi/10.13109/zptm.2005.51.1.57

Valkonen, Noora: Luuletko, ettet ole luova? Olet väärässä – 3 tapaa lisätä luovuuttasi. Ilta-Sanomat, 2020. https://www.is.fi/hyvaolo/art-2000006399604.html

Vuorisalmi, Emilia: Miten vaalia mielen ja kehon terveyttä koronakriisin keskellä? Podcast, 2020. https://docemilia.com/miten-vaalia-kehon-jamielen-terveytta-koronakriisin-keskella/

Wong, Joel, & Brown, Joshua: How Gratitude Changes You and Your Brain. Greater Good Magazine, The Greater Good Science Center at the University of California, Berkeley, 2017. https://greatergood.berkeley.edu/article/item/how_gratitude_changes_you_and_your_brain

Zahn, Roland, et al.: The Neural Basis of Human Social Values: Evidence from Functional MRI. Cerebral Cortex, 2008. https://doi.org/10.1093/cercor/bhn080

Zak, Paul J.: The Neuroscience of Trust. Harvard Business Review, 2017. https://hbr.org/2017/01/the-neuroscience-of-trust

Zak, Paul J.: Trust, morality – and oxytocin? TEDGlobal, 2011. https://www.ted.com/talks/paul_zak_trust_morality_and_oxytocin

DIE HÜLLENSCHICHT DER BESTÄNDIGEN LIEBE

A Study of Non-invasive Vagus Nerve Stimulation for the Prevention of Migraines. Mayo Clinic. https://www.mayo.edu/research/clinical-trials/cls-20458013?_ga=2.121107919.61702315.1587198353-1044094898.1587198353

Akupunktio (akupunktuuri). Duodecim Terveyskirjasto, 2020. https://www.terveyskirjasto.fi/terveyskirjasto/tk.koti?p_artikkeli=dlk00062

Bonaz, Bruno, et al.: The Vagus Nerve at the Interface of the Microbiota-Gut-Brain Axis. Frontiers in Neuroscience, 2018. https://www.frontiersin.org/articles/10.3389/fnins.2018.00049/full

Breit, Sigrid, et al.: Vagus Nerve as Modulator of the Brain–Gut Axis in Psychiatric and Inflammatory Disorders. Frontiers in Psychiatry, 2018. https://doi.org/10.3389/fpsyt.2018.00044

Dalton-Smith, Saundra: Sacred Rest: Recover Your Life, Renew Your Energy, Restore Your Sanity. FaithWords, 2017. ISBN: 9781478921677

Fallis, Jordan: How to Stimulate Your Vagus Nerve for Better Mental Health. University of Ottawa/Councelling Services, 2017. https://sass.uottawa.ca/sites/sass.uottawa.ca/files/how_to_stimulate_your_vagus_nerve_for_better_mental_health_1.pdf

Forsythe, Paul, et al.: Vagal Pathways for Microbiome-Brain-Gut Axis Communication. Kirjassa Microbial Endocrinology: The Microbiota-Gut-Brain Axis in Health and Disease. Advances in Experimental Medicine and Biology, vol 817. Springer New York, 2014. https://doi.org/10.1007/978-1-4939-0897-4_5

Grönroos, Mira, et al.: Short-term Direct Contact with Soil and Plant Materials Leads to an Immediate Increase in Diversity of Skin Microbiota. Microbiology Open, 2018. https://doi.org/10.1002/mbo3.645

Haikarainen, Sanni: Kehon luonnollinen vapinareaktio vapauttaa stressia ja rentouttaa. Kymen Sanomat, 2019. https://kymensanomat.fi/uutiset/kotimaa/7c57a0db-a53f-42c3-841d-8f928664b01c

Hakanen, Emma, et al.: Urban Environment Predisposes Dogs and Their Owners to Allergic Symptoms. Scientific Reports, 2018. https://rdcu.be/b3M5V

Hannula, Leena, et al.: A Pilot Study of Parents' Experiences of Reflexology Treatment for Infants with Colic in Finland. Scandinavian Journal of Caring Sciences, 2019. https://onlinelibrary.wiley.com/doi/abs/10.1111/scs.12790

Hedblom, Marcus, et al.: Reduction of Physiological Stress by Urban Green Space in a Multisensory Virtual Experiment. Scientific Reports, 2019. https://doi.org/10.1038/s41598-019-46099-7

How Walking Benefits the Brain: Researchers Show that Foot's Impact Helps Control, Increase the Amount of Blood Sent to the Brain. Experimental Biology, 2017. www.sciencedaily.com/releases/2017/04/170424141340.htm

Jaakkola, Jani: Väkevä elämä – viisaampi mieli, vahvempi keho. Vireystilan säätely, kuormitus ja palautuminen. Supla, 2020. https://www.supla.fi/audio/3599850

Jyrkäs, Maria: Tärinä valtasi kehoni minuuteissa, vaikka mieleni pisti vastaan. YLE, 2018. https://yle.fi/aihe/artikkeli/2018/11/18/tarina-valtasikehoni-minuuteissa-vaikka-mieleni-pisti-vastaan

Kaltiala, Ulla: Suolistomikrobit voivat edistaa sekä terveyttä että sairautta. Universität Ostfinnland, 2018. https://www.uef.fi/web/saima/suolistomikrobit

Kivimäki, Anne: Lingonberry Juice, Blood Pressure, Vascular Function and Inflammatory Markers in Experimental Hypertension. Universität Helsinki, 2019. https://helda.helsinki.fi/handle/10138/307040

Kok, Bethany, et al.: How Positive Emotions Build Physical Health: Perceived Positive Social Connections Account for the Upward Spiral Between Positive Emotions and Vagal Tone. Psychological Science, 2013. https://journals.sagepub.com/doi/10.1177/0956797612470827

Korpela-Kosonen, Krista: Tämä proteiinipitoinen ruokavalio sopii melkein

kaikille, ja suomalaisten suosikkiruoka on mukana. Helsingin Sanomat, 2020. https://www.hs.fi/ruoka/art-2000006509005.html
Leppanen, Marko & Pajula, Adela: Suomalainen metsäkylpy. Gummerus 2019. ISBN: 9879512099016
Marshall, Michael: Sandpipers Achieve World Record for Sleeplessness. NewScientist, 2012. https://www.newscientist.com/article/dn22153-sandpipers-achieve-world-record-for-sleeplessness/
Osteopaatti (AMK): asiantuntemus ja työskentely. Duodecim Terveyskirjasto, 2016. https://www.terveyskirjasto.fi/terveyskirjasto/tk.koti?p_artikkeli=tju00255
Payne Bennett, Mary, & Lengacher, Cecile: Humor and Laughter May Influence Health. III: Laughter and Health Outcomes. Evidence-based complementary and alternative medicine, 2008. https://www.ncbi.nlm.nih.gov/pmc/articles/PMC2249748/
Peltoniemi, Teija: Vagushermo rauhoittaa sydäntä ja mieltä – miksi? Voiko vagushermoa stimuloida ja hoitaa sairauksia? YLE Tiedeykkonen, 2020. https://areena.yle.fi/audio/1-50390735
Popova, Maria: Leonard Bernstein on Cynicism, Instant Gratification, and Why Paying Attention Is a Countercultural Act of Courage and Resistance. Brainpickings. https://www.brainpickings.org/2016/10/03/dinner-with-lenny-leonard-bernstein-jonathan-cott/
Purves, Dale, et al.: Physiological Changes Associated with Emotion. Im Buch Neuroscience (2. Auflage). Sinauer Associates, 2001. https://www.ncbi.nlm.nih.gov/books/NBK10829/
Rantala, Markus: Masennuksen biologia. Evoluutiopsykologinen näkökulma mielialahäiriöihin. Terra Cognita, 2010. ISBN: 9789525697940
Riihimaa, Nina: Akupunktuuri vie kivun turvallisesti. Hyvä Terveys, 2008. https://www.hyvaterveys.fi/artikkeli/terveys/akupunktuuri_vie_kivun_turvallisesti
Saarnia, Pirjo: Syö oikein, sammuta tulehdus. WSOY, 2019. ISBN: 9789510439708
Shea, Molly: The 7 Types of Rest You Need to Actually Feel Recharged. Shine, 2019. https://advice.shinetext.com/articles/the-7-types-of-restyou-need-to-actually-feel-recharged/
Stammeier, Jenni, & Wiksten, Anders, & Aittoniemi, Olli: Onko stressiä? Näillä illuusioäänillä se tutkitusti vähenee – kokeile itse. YLE, 2019. https://yle.fi/aihe/artikkeli/2019/11/23/onko-stressia-nailla-illuusioaanillase-tutkitusti-vahenee-kokeile-itse
Strean, William B.: Laughter prescription. Canadian family physician, 2009. https://www.ncbi.nlm.nih.gov/pmc/articles/PMC2762283 Suojaavatko

ympäristön mikrobit astmalta myös aikuisia? Terveyden ja hyvinvoinnin laitos, 2018. https://thl.fi/fi/-/suojaavatko-ymparistonmikrobit-astmalta-myos-aikuisia-?
Suomen EMDR-yhdistys ry. https://emdr.fi
Tiainen, Paula: Uusi suomalainen koliikkitutkimus paljastaa yllättävää tietoa: Osalla vauvoista oireilu loppui kokonaan, kaikki saivat apua. YLE, 2019. https://yle.fi/uutiset/3-11012092
Tiheälyöntiset rytmihäiriöt (takykardiat). Duodecim Terveyskirjasto, 2018. https://www.terveyskirjasto.fi/terveyskirjasto/tk.koti?p_artikkeli=-dlk00087
Treadway, Michael, et al.: Can't or Won't? Immunometabolic Constraints on Dopaminergic Drive. Trends in Cognitive Sciences, 2019. https://doi.org/10.1016/j.tics.2019.03.003
Tuomi, Janne: The Effects of Whole-Body Vibration Therapy on Patients with Primary Insomnia. Universität Helsinki, 2016. https://helda.helsinki.fi/handle/10138/159913
Unettomuuden omahoito. Mielenterveystalo.fi. https://www.mielenterveystalo.fi/aikuiset/itsehoito-ja-oppaat/itsehoito/unettomuuden_omahoito/Pages/default.aspx
Uni on aivojen aikaa. Aivoliitto, 2018. https://www.aivoliitto.fi/aivoterveys/uni/uni-on-aivojen-aikaa
Uni on aivojen välttämätön huoltotauko. Suomen Aivosäätiö. https://aivosaatio.fi/uni-on-aivojen-valttamaton-huoltotauko/
Vainio, Annina: Tässä on viisi tutkittua syytä, miksi kauraa kannattaa syödä – »Loistokamaa kaikin puolin«. Helsingin Sanomat, 2019. https://www.hs.fi/hyvinvointi/art-2000006161236.html
Vuorisalmi, Emilia: Aivojen kuormittuminen ja miten sitä estää? Podcast, 2018. https://docemilia.com/21-aivojen-kuormittuminen-ja-miten-sita-estaa/
White, Mathew, et al.: Spending at Least 120 Minutes a Week in Nature is Associated with Good Health and Wellbeing. Scientific Reports, 2019. https://rdcu.be/b3K5P
Wigren, Henna-Kaisa: Mita uni on? Tiedekulma, 2020. https://www.youtube.com/watch?v=spNSoDaYLXs
Zhang, Jia Wei, et al.: An Occasion for Unselfing: Beautiful Nature Leads to Prosociality. Journal of Environmental Psychology, 2014. https://doi.org/10.1016/j.jenvp.2013.11.008